FIT IN 5 MINUTEN

Bauchtraining
für jeden Tag

W0195640

Compact Verlag

Bisher sind in dieser Reihe erschienen:

- Beckenbodentraining für jeden Tag
- Bein- und Po-Training für jeden Tag
- Kurzentspannung für jeden Tag
- Pilates für jeden Tag
- Rückentraining für jeden Tag

© 2008 Compact Verlag München
Alle Rechte vorbehalten. Nachdruck, auch auszugsweise,
nur mit ausdrücklicher Genehmigung des Verlages gestattet.
Alle Angaben wurden sorgfältig recherchiert, eine Garantie
bzw. Haftung kann jedoch nicht übernommen werden.
Zur Veranschaulichung der Übungsbeschreibungen sind
ausschließlich die Illustrationen bestimmt.
Chefredaktion: Dr. Angela Sendlinger
Redaktion: Barbara Fuhrmann
Produktion: Wolfram Friedrich
Abbildungen: djd/www.besser-leben-dank-insulin.de 13; djd/Apotheker
Walter Bouhon GmbH 14; Engel & Wachs Medienproduktion 18–78, U3;
gettyimages 5, 10; mauritius images 15; fotolia.de/Boguslaw Mazur
(CD-Symbol)
Titelabbildung: Engel & Wachs Medienproduktion
Typografischer Entwurf: Bettina Weisl
Umschlaggestaltung: Engel & Wachs Medienproduktion

ISBN 978-3-8174-6445-6
5264451

Besuchen Sie uns im Internet: www.compactverlag.de

Bauchtraining für jeden Tag

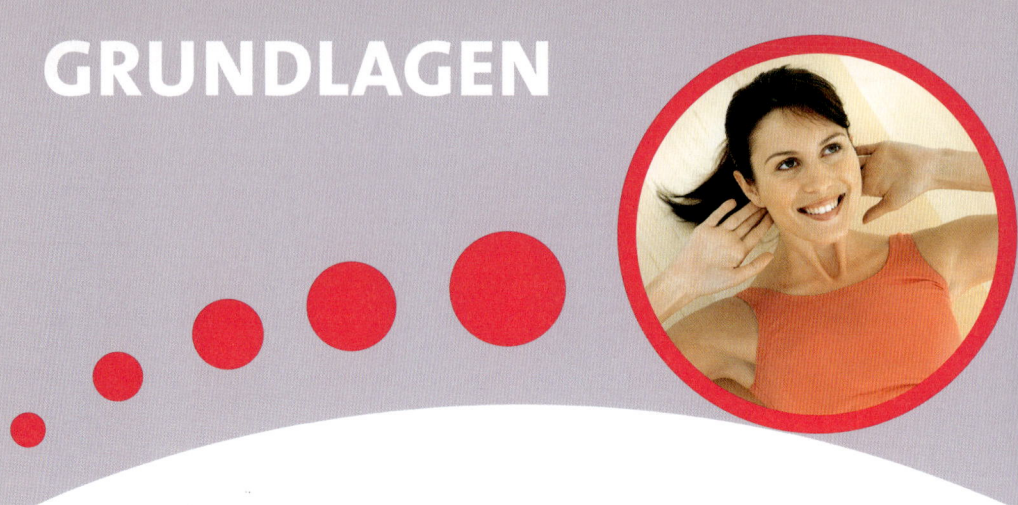

Straff in kurzer Zeit

Sie wünschen sich einen straffen Bauch, um im nächsten Sommer im Bikini oder in der Badehose eine gute Figur zu machen? Kein Wunder, denn zeichnen sich definierte Bauchmuskeln ab, zeigt jeder seine Körpermitte gerne her. Ein trainierter Bauch bedeutet aber auch Fitness, Vitalität, eine ausdrucksstarke Körpersprache und Selbstbewusstsein dank stabiler Körpermitte.

Es gibt eine gute und eine schlechte Nachricht. Die schlechte zuerst: Ab so-fort gibt es keine Ausreden mehr wie „Ich habe keine Zeit, mich fit und in Form zu halten". Die gute Nachricht: Nur wenige Minuten täglich sind genug, um etwas für seinen Körper zu tun. Ein flacher Bauch muss nämlich auch für Sportmuffel und viel beschäftigte Menschen kein unerreichbares Ziel bleiben. Die Bauchmuskulatur kann täglich trainiert werden, und mit einem regelmäßigen 5-Minuten-Training kommen Sie Ihrem Traumziel „schöner Bauch" sehr schnell näher.

Gesamtpaket: Bauchmuskulatur

Zwischen Brustkorb und Becken-rand befinden sich vier Muskel-gruppen, die das Gesamtpaket Bauchmuskulatur bilden: die geraden, die äußeren schrägen, die inneren schrägen und die queren Bauchmuskeln. Der größte Bauchmuskel ist der gerade Bauchmuskel, der bei sportlichen Menschen meist als sogenannter Waschbrettbauch sichtbar ist. Er unterstützt die Atmung und die Bauchpresse. Bei fixiertem Becken zieht er den Oberkörper nach vorn, während bei stabilisiertem Rumpf das Becken angehoben wird. Einseitig aktiviert, neigt der gerade Bauchmuskel den Oberkörper zur Seite.

Der äußere schräge Bauchmuskel unterstützt die gerade Bauchmuskulatur in ihrer Funktion. Bei einseitiger Kontraktion (Zusammenziehen der Muskeln) wird der Oberkörper zur Seite geneigt. Bei einer Kontraktion auf beiden Seiten wird der Rumpf nach vorn gehoben. Der äußere schräge Bauchmuskel überdeckt den inneren schrägen Bauchmuskel fast vollständig. Der innere schräge Bauchmuskel unterstützt ebenfalls die gerade Bauchmuskulatur in ihrer Funktion. Bei der einseitigen Kontraktion neigt er den Oberkörper zur Seite, bei beidseitiger Kontraktion unterstützt er die Rumpfaufrichtung.

Bauchmuskeln spüren

Legen Sie sich auf den Rücken, und drehen Sie dann die rechte Schulter zur linken Seite. Haben Sie es gespürt? Die Anspannung der Bauchmuskeln ermöglichte Ihnen diese Drehbewegung.

Die quere Bauchmuskulatur bildet die tiefste Schicht aller Bauchmuskeln. Ihre Haupttätigkeit ist die Bauchpresse gemeinsam mit den Beckenbodenmuskeln und dem Zwerchfell. Die Bauchpresse hat z. B. die Austreibung des Kindes bei der Geburt oder die Unterstützung der Darmentleerung zur Aufgabe. Durch die Druckausübung auf die in der Bauchhöhle befindlichen Eingeweide unterstützt sie auch das Tragen schwerer Lasten. Die quere Bauchmuskulatur hält also die Organe im Bauchraum zusammen. Außerdem formt sie gemeinsam mit den anderen Bauchmuskelgruppen die Taille.

Bauchtraining: Das bringt's

Achten Sie einmal beim Husten, Niesen oder Lachen auf Ihre Körpermitte. Ihre Bauchmuskulatur ist bei diesen Tätigkeiten genauso aktiv wie bei der Bauchpresse. Außerdem ist sie an der Atemmuskulatur beteiligt, stabilisiert Ihre Wirbelsäule und schützt die inneren Organe.

Gute Haltung

Die Bauchmuskulatur stützt Ihre Wirbelsäule und beugt so Haltungsschäden vor, die Sie besonders im Rücken spüren. Eine schwache Bauchmuskulatur verursacht hingegen ein Hohlkreuz.

Mit regelmäßigem Bauchmuskeltraining erhalten Sie die Muskelkraft Ihrer Körpermitte. Eine schlechte motorische Kontrolle ruft Ausweichreaktionen im Körper hervor, die zu muskulären Verspannungen führen können: Ist z. B. die Bauchmuskulatur zu schwach, muss die Rückenmuskulatur den Oberkörper verstärkt stabilisieren. Durch diese Dysbalancen können plötzlich auftretende

Schmerzen im Rücken bei schweren Tätigkeiten oder auch beim Bücken entstehen. Eine gut trainierte Bauchmuskulatur wirkt dem entgegen, ein harmonischer Bewegungsfluss wird ermöglicht.

Damit die Bauchmuskulatur stabilisierend wirken kann, ist es also wichtig, diese auch bei Bewegungen im Alltag – mehr oder weniger unbewusst – gezielt aktivieren zu können, also die motorische Kontrolle auch über die Bauchmuskulatur zu haben. Das können Sie trainieren.

Vitalität

Mit Vitalität werden meist sportliche Menschen in Verbindung gebracht, Menschen, die ein gesundes Leben führen, die im Sommer gerne ihren durchtrainierten Bauch zeigen und die selbstbewusst durchs Leben gehen. Wer nur selten etwas für seinen Körper tut, wird hingegen ab dem 30. Lebensjahr einen langsam einsetzenden Abbauprozess spüren. Muskelkraft und Geschmeidigkeit nehmen mit dem Alter zunehmend ab. Die Stoffwechselfunktion wird langsamer, während das Fettgewebe sich stetig vermehrt.

Aber keine Sorge, bereits mit einem regelmäßigen 5-Minuten-Training können Sie dem entgegenwirken. Kurbeln Sie Ihre Fettverbrennung an: Jede körperliche Betätigung wirkt sich nicht nur während der Belastungsphase aktivierend auf Ihren Stoffwechsel aus, sondern auch noch eine Weile nach Trainingsende.

Und ein trainierter Körper kann wahre Wunder bewirken: Er fördert ein positives Selbstempfinden, verbessert die

Gute Gründe für ein regelmäßiges Training

- Regelmäßiges Training steigert Ihre Leistungsfähigkeit und Ihr Durchhaltevermögen: Es ist wissenschaftlich erwiesen, dass ein durchtrainierter Mensch ohne Probleme mehrere Stunden am Stück konzentriert arbeiten kann, während Untrainierte viele Unterbrechungen einlegen müssen.
- Die Verdauung funktioniert besser.
- Das Immunsystem wird angekurbelt und gestärkt.
- Sie schlafen besser und können so die nächtlichen Regenerationsprozesse im Organismus unterstützen.
- Stresshormone werden abgebaut.
- Sie fühlen sich ausgeglichener und attraktiver.
- Sie wirken dem Alterungsprozess entgegen.
- Der Bauch wird flach und straff.
- Das Training schafft einen Ausgleich zum Alltag.

Körperhaltung und erleichtert Ihren Alltag, weil Sie belastungsfähiger werden. Beginnen Sie noch heute mit Ihrem täglichen Bauchmuskel-training, um den ersten Schritt in diese Richtung zu gehen und sich Ihren Wunsch vom schönen und straffen Bauch zu erfüllen.

Richtig trainieren

Die Mischung macht's! Der Körper passt sich laufend neuen Reizen an. Das hat den Vorteil, dass Ihnen bestimmte Übungen irgendwann leichter fallen. Der Nachteil ist leider, dass sich nach einer gewissen Zeit trotz Erhöhung der Wiederholungszahl scheinbar kein sichtbarer Erfolg mehr einstellen will. Um dem Körper immer wieder neue Reize zu bieten, sollten Sie unterschiedliche Trainingsvarianten der Grundübungen, die im Übungsteil beschrieben werden, ausprobieren. Sobald Sie spüren, dass sich bei einer Übungsmethode nichts mehr tut, wechseln Sie diese. So wird sicherlich auch bei Ihnen nie Langeweile aufkommen und das Training lange Spaß machen!

Was Sie beachten sollten

Als Ungeübter sollten Sie zunächst mit dem Training der geraden Bauchmuskulatur beginnen. Treten während einer Übung Rückenbeschwerden auf, dann brechen Sie diese sofort ab, und kontaktieren Sie einen Arzt oder Physiotherapeuten. Dies gilt für Einsteiger gleichermaßen wie für Fortgeschrittene.

Wenn Ihre Schulterbeweglichkeit eingeschränkt ist, verzichten Sie auf Übungen mit hinter dem Kopf gehaltenen Armen. Oder führen Sie solche Übungen mithilfe eines Handtuchs oder mit auf der Brust abgelegten Händen aus.

Sinnvolle Trainingsvarianten

Sie können Ihre Bauchmuskulatur auf unterschiedliche Weise trainieren. Dies hat auch den Vorteil, dass Sie immer wieder neue Trainingsreize erfahren.

Eine gesunde Mischung aus den nachfolgend erklärten Trainingsvarianten verspricht Ihnen ein effektives Work-out für Ihren Bauch.

Dynamisches Training

Bei dieser Variante ist eine Bewegung sichtbar, die durch Muskelspannung und Muskelkontraktion ausgeführt wird. Mit dynamischem Training – auch isometrisches Training genannt – werden Muskelausdauer und Koordinationsvermögen verbessert.

Beim Bauchmuskeltraining kann durch unterschiedliche Hebel bzw. Gelenkwinkel die Intensität verändert werden. Beispielsweise steigern Sie bei Übungen mit angehobenen Beinen die Intensität, indem Sie den Winkel zwischen Oberschenkel und Oberkörper vergrößern, die Beine also mehr von sich weg schieben. Bei

Ohne Schwung

Atmen Sie mit der Anstrengung bzw. Anspannung aus und mit der Entspannung ein. Vermeiden Sie es, die Luft während des Trainings anzuhalten. Arbeiten Sie nie mit Schwung, sondern führen Sie die Bewegungen möglichst konzentriert und langsam aus. Die Wiederholungszahl sollte beim dynamischen Training mindestens 5 bis 10 betragen und kann bis über 20 gesteigert werden.

Übungen mit angehobenen Armen erhöhen Sie die Trainingsintensität, indem Sie die Arme bis über den Kopf strecken. Dadurch erhöhen Sie den Hebel bzw. den Gelenkwinkel zwischen Oberarmen und Oberkörper.

Statisches Training

Im Gegensatz zum dynamischen Trainieren ist hier keine Bewegung sicht-

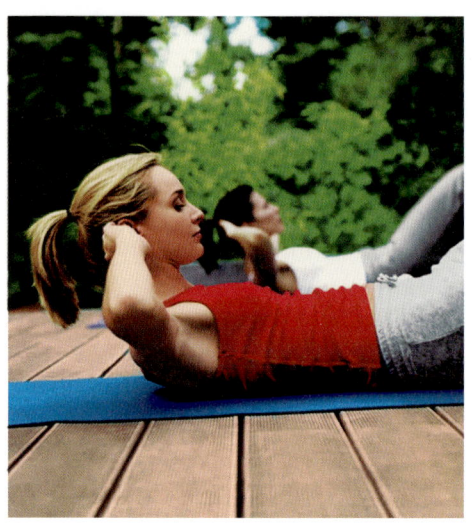

Sensomotorisches Training

Durch das Training auf instabilen Unterlagen ist Ihr Körper ständig bemüht, die Balance wiederherzustellen – dies bezeichnet man als sensomotorisches Training. Eine Methode, die auch Ihr Bauchtraining bereichert, da größtenteils die Körpermitte als Stabilisator beiträgt.

Mittlerweile gibt es für Gleichgewichttrainings die unterschiedlichsten Geräte auf dem Fitnessmarkt. Es bieten sich aber auch viele Möglichkeiten, ohne die Anschaffung eines Fitnessgeräts ein effektives sensomotorisches Training zu Hause zu absolvieren. Eine zusammengerollte Gymnastikmatte, eine Nackenrolle, ein Luftballon oder die Bettmatratze können wahrhafte Wunder bewirken. Beispielsweise erhalten Übungen im Unterarmstütz einen sensomotorischen Trainingscharakter, wenn Sie Ihre Unterarme auf einer zusammengerollten Gymnastikmatte oder Nackenrolle abstützen. Und auf der Bettmatratze werden Übungen im Stehen zu einer beson-

bar. Die Kraftentwicklung erfolgt ausschließlich statisch. Der Muskel führt eine fixierende Haltearbeit aus. Beim Bauchmuskeltraining bedeutet dies eine erhöhte Spannung ohne Veränderung der Muskellänge. Das statische Training ergänzt jedes Muskeltraining optimal.

Atmen Sie während der Übungsausführung gleichmäßig weiter. Denken Sie daran: Nur eine mit ausreichend Sauerstoff versorgte Muskulatur kann gute Leistungen erbringen. Die Anspannungsdauer je Übung sollte bei 5 bis 10 Sekunden liegen und kann je nach Trainingszustand auf bis zu 30 Sekunden gesteigert werden.

deren Herausforderung für das Gleichgewicht. Dieses Training kann dynamisch und statisch durchgeführt werden.

Wichtige Grundpositionen

Egal ob liegend, stehend oder sitzend – einige Trainingstipps sollten Sie bei Ihrem Bauchmuskeltraining berücksichtigen. Zum einen sichern Sie sich durch korrekte Übungsausführungen die Effektivität des Trainings, zum anderen schützen Sie Ihre Gelenke und Bandscheiben vor Verletzungen.

Ein an Ihren Trainingszustand, Ihre Sportlichkeit und Ihre Tagesform angepasstes Schwierigkeitsniveau bildet das i-Tüpfelchen des 5-Minuten-Work-outs.

Rückenlage

Mit lang ausgestreckten Beinen:
Legen Sie sich auf den Rücken, die Beine sind lang ausgestreckt. Die Knie und Füße fallen nach außen. Die Wirbelsäule behält ihre natürliche Doppel-S-Form bei, der Kopf liegt gerade zwischen beiden Schultern. Der Hinterkopf zieht weg von den Schultern, der Nacken bleibt dadurch lang. Die Schulterblätter liegen auf dem Boden und ziehen in Richtung Po.

Mit aufgestellten Füßen:
Legen Sie sich auf den Rücken, und stellen Sie die Füße hüftbreit mit angewinkelten Beinen auf den Boden. Der Winkel in Ihren Kniegelenken beträgt ca. 90 Grad. Die Wirbelsäule behält ihre natürliche Doppel-S-Form bei, der Kopf liegt gerade zwischen beiden Schultern. Der Hinterkopf zieht weg von den Schultern. Der Nacken wird dadurch automatisch lang. Die

Hohlkreuz vermeiden

Trotz Anhebens der Beine verändert sich Ihre Auflagefläche nicht! Lassen Sie kein Hohlkreuz zu!

Schulterblätter liegen auf dem Boden und ziehen in Richtung Po.

Mit angehobenen Beinen: Legen Sie sich auf den Rücken, richten Sie Ihren Oberkörper, wie bei den anderen Positionen in Rückenlage beschrieben, aus. Ziehen Sie ein Bein nach dem anderen in Richtung Oberkörper. Die Knie sind leicht gebeugt, während die Unterschenkel übereinander gekreuzt oder nebeneinander parallel zum Boden positioniert sind.

Seitlage

Mit langen oder angewinkelten Beinen: In der Seitlage liegen Schultern, Hüfte und Fußknöchel auf einer Linie. Achten Sie darauf, mit dem Oberkörper oder der Hüfte nicht nach vorn bzw. nach hinten zu kip-

Nackenprobleme?

Falls es sich unangenehm anfühlt, wenn Sie Ihren Kopf auf den unteren Arm ablegen, falten Sie ein Handtuch zusammen, und legen Sie dieses zwischen Ohr und Oberarm.

pen. Die Schulter- und Hüftgelenke sollten immer senkrecht übereinanderliegen. Legen Sie den Kopf auf dem unteren, ausgestreckten Arm ab. Den oberen Arm stützen Sie vor dem Körper ab. Ziehen Sie die Schulterblätter in Richtung Po, und behalten Sie die natürliche Doppel-S-Form der Wirbelsäule bei. Bei angewinkelten Beinen liegen diese übereinander und rechtwinklig zum Oberkörper.

Seitstütz mit angewinkelten Beinen: Legen Sie sich auf die Seite. Stützen Sie den Ellenbogen Ihres unteren Arms unter dem Schultergelenk auf. Winkeln Sie die Knie an. Knie, Po und Schultern befinden sich auf einer Linie. Achten Sie darauf, mit dem Oberkörper oder der Hüfte nicht nach vorn bzw. nach hinten zu kippen. Die Schulter- und Hüftgelenke sollten immer senkrecht übereinanderliegen. Die Wirbelsäule behält ihre natürliche Doppel-S-Form bei, der Bauchnabel wird leicht nach innen zur Wirbelsäule gezogen. Ziehen Sie die Schulterblätter ein wenig in Richtung Po.

Seitstütz mit langen Beinen: Legen Sie sich auf die Seite. Stützen Sie den Ellenbogen Ihres unteren Arms unter dem Schultergelenk auf.

Die Beine liegen lang ausgestreckt übereinander. Die Füße befinden sich auf einer Linie mit den Ellenbogen. Achten Sie darauf, nicht mit dem Oberkörper oder der Hüfte nach vorn bzw. nach hinten zu kippen. Die Schulter- und Hüftgelenke sollten immer senkrecht übereinanderliegen. Die Wirbelsäule behält ihre natürliche Doppel-S-Form bei, der Bauchnabel wird leicht nach innen zur Wirbelsäule gezogen. Ziehen Sie die Schulterblätter in Richtung Po.

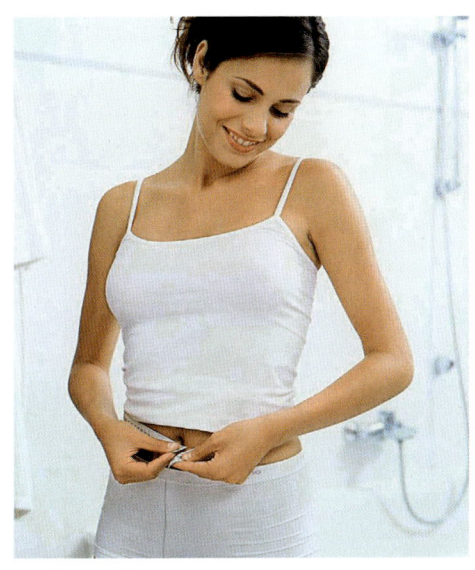

Stand

Hüftbreiter Stand: Das Körpergewicht wird gleichmäßig auf beide Füße verteilt. Die Füße stehen unter den Hüftgelenken, die Knie sind leicht gebeugt. Die Wirbelsäule sollte ihre natürliche Doppel-S-Form beibehalten, während das Brustbein angehoben wird. Die Schulterblätter ziehen in Richtung Po, der Hinterkopf zur Decke.

Weiter Stand: Das Körpergewicht wird gleichmäßig auf beide Füße verteilt. Die Füße stehen weiter als hüftbreit auf dem Boden, die Knie sind leicht gebeugt. Die Wirbelsäule behält ihre natürliche Doppel-S-Form bei,

während das Brustbein angehoben wird. Die Schulterblätter ziehen in Richtung Po, der Hinterkopf zur Decke.

Aufrecht sitzend

Setzen Sie sich aufrecht auf den Boden oder einen Stuhl. Sie spüren beide Sitzbeinhöcker gleichmäßig auf der Sitzfläche. Die Wirbelsäule behält ihre natürliche Doppel-S-Form bei, während das Brustbein angehoben wird. Die Schulterblätter ziehen in Richtung Gesäß, der Hinterkopf zieht hoch zur Decke. Der Blick geht geradeaus.

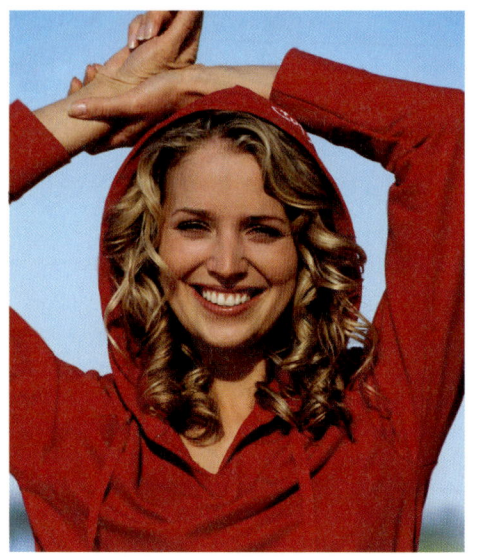

Vierfüßlerstand

Knien Sie sich auf den Boden. Setzen Sie die Knie unter den Hüftgelenken und die Hände unter den Schultergelenken auf. Die Wirbelsäule behält ihre natürliche Doppel-S-Form bei, der Bauchnabel wird leicht nach innen zur Wirbelsäule gezogen und das Becken leicht nach vorn gekippt. Die Schulterblätter ziehen in Richtung Po. Der Blick geht zum Boden, um den Kopf in Verlängerung der Wirbelsäule zu halten.

Gut geplant ist halb trainiert

Gut vorbereitet mit dem theoretischen Know-how können Sie sich nun an den nächsten Schritt wagen: die Planung. Mit dem richtigen Trainingsplan können Sie Ihrem Vorsatz, regelmäßig etwas für einen straffen Bauch zu tun, auch langfristig gerecht werden und schon bald Erfolge sehen. Visualisieren Sie Ihre vitale Zukunft: Zu welcher Tageszeit und mit welcher Ausstattung können Sie Ihr Training effektiv und mit Freude absolvieren?

Trainingszeit

Je nachdem, ob Sie ein eher morgen- oder abendaktiver Mensch sind, sollten Sie die richtige Trainingszeit für sich selbst festlegen. Achten Sie auf Ihre Tagesform. Wann tut Ihnen das Training gut?
Vielleicht hilft Ihnen das Training nach dem Aufstehen, schneller wach zu werden. Vielleicht können Sie aber auch nach dem Training besonders gut und entspannt einschlafen.

Ausstattung

Als Faustregel für die richtige Kleidung gilt: Hauptsache bequem und zweckmäßig. Ob Sie barfuß, in Socken oder mit Turnschuhen, in Jogginghose oder Leggins die Übungen durchführen möchten, bleibt gänzlich Ihnen überlassen. Verwenden Sie für Bodenübungen eine Gymnastikmatte oder eine große kuschelige Decke als Unterlage. Für die eine oder andere Übung können Sie außerdem einen Luftballon, ein zusammengerolltes Handtuch, eine Nackenrolle, einen weichen Ball, ein Gummiband, wie z. B. ein Theraband®, oder sogar Ihre Bettmatratze sinnvoll nutzen.

Trainingsstart: Warm-up

Egal, welches Training Sie ausführen wollen, der Körper sollte zuvor auf „Betriebstemperatur" gebracht werden. Je nach vorangegangener Tätigkeit und Alltagsverrichtung ist ein mehr oder weniger intensives Warm-up angebracht. Vor allem „Schreibtischtäter" sollten sich richtig aufwärmen. Wenn Sie sowieso tagsüber ständig auf Achse sind, ist eine kürzere Aufwärmzeit ausreichend. Der Organismus wird beim Warm-up auf die kommende Leistung vorbereitet, Verletzungen wird vorgebeugt, die Durchblutung in der Muskulatur wird verbessert, und die Gelenke werden mobilisiert.

Ein effektives Aufwärmprogramm beinhaltet die Mobilisierung der Gelenke, die Erhöhung der Körpertemperatur und des Pulses durch

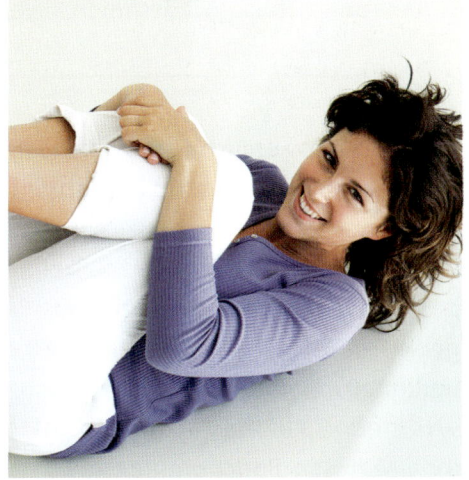

Mobilisierung von Becken und Wirbelsäule

Bauen Sie gelegentlich kleine Mobilisierungsübungen in Ihr Training ein.
Beckenkippen vor und rück: Ausgangsposition ist der hüftbreite
Stand. Kippen Sie Ihr Becken langsam nach vorn und wieder zurück.
Achten Sie darauf, dass Bauch und Po angespannt bleiben. Zur Unter-
stützung der Körperwahrnehmung können Sie beide Hände an die
Hüftknochen legen. Wiederholen Sie die Übung etwa 5- bis 10-mal.
Beckenverschiebung in Rückenlage: Ausgangsposition ist die
Rückenlage mit lang ausgestreckten Beinen. Schieben Sie das Becken
abwechselnd links und rechts in Richtung Oberkörper. Beide Gesäßhälften behalten während der Übung Bodenkontakt. Wiederholen Sie
die Übung etwa 5- bis 10-mal je Seite.
Katzenbuckel: Ausgangsposition ist der Vierfüßlerstand. Ziehen Sie
das Kinn in Richtung Brust, und machen Sie dann langsam einen run-
den Rücken wie eine Katze. Halten Sie diese Position etwa 2 Atemzüge
lang, und kehren Sie anschließend wieder langsam in die Ausgangsposition zurück. Wiederholen Sie die Übung 5-mal.

Bewegung sowie, je nach Sportart,
die Dehnung der Muskulatur, Sehnen
und Bänder.

Die Beanspruchung großer Muskel-
gruppen erzielt besonders gute Er-
gebnisse. Beziehen Sie vor allem Beine und Arme mit ein. Tun Sie einfach,
was Ihnen Spaß macht, um sich auf
Ihr 5-Minuten-Bauchprogramm vor-
zubereiten. Tanzen Sie zu Ihrem Lieb-
lingssong, hüpfen Sie auf der Stelle,
laufen Sie großen Schrittes durch Ihre
Wohnung, oder führen Sie Ihr Bauchtraining im Anschluss an die Haus-
arbeit, z. B. nach dem Staubsaugen,
aus. Sie dürfen auch aus der Puste
kommen, nur durchgeschwitzt sollten Sie nicht sein.

Trainingsende: Dehnen

Dehnen kann einen entspannten Abschluss für Ihr Bauchmuskeltraining darstellen und erhält die Geschmeidigkeit Ihrer Körpermitte. Denn bei Anspannung zieht sich ein Muskel zusammen, und mit leichten Dehnübungen gönnen Sie ihm, sich wieder lang strecken zu dürfen. Außerdem werden durch das Training entstandene Stoffwechselendprodukte rascher abtransportiert, und die Muskulatur kann sich somit wieder schneller regenerieren.

Wenn Sie einmal keine Zeit für ein zusätzliches Stretchingprogramm haben, macht das allerdings auch nichts. Sie müssen Ihre Bauchmuskeln nicht nach jedem Work-out dehnen. Bereits ein nur gelegentliches Stretching nutzt Körper und Seele.

Dehnung für die gerade Bauchmuskulatur: Gehen Sie in die Rückenlage, und strecken Sie Ihre Beine aus. Die Arme liegen gestreckt und angenehm weit geöffnet über Ihrem Kopf auf dem Boden. Behalten Sie Ihr Becken in einer natürlichen Position, und ziehen Sie Ihre Schultern in Richtung Po. Atmen Sie tief in Ihren Brust- und Bauchraum ein. Nehmen Sie die angenehme Dehnung Ihrer Bauchmuskulatur wahr. Beenden Sie die Dehnung, indem Sie Ihre Arme langsam nach vorn bringen.

Dehnung für die seitliche Bauchmuskulatur: Stellen Sie sich mit hüftbreit geöffneten Beinen hin. Strecken Sie einen Arm lang nach oben über den Kopf, und neigen Sie sich nun langsam zur gegenüberliegenden Seite. Sie können sich mit der anderen Hand auf dem Oberschenkel abstützen. Der nach oben ausgestreckte Arm geht in Verlängerung des Oberkörpers mit zur Seite. Halten Sie diese Position wenige Atemzüge lang. Kehren Sie dann wieder ganz bewusst in die Ausgangsposition zurück, um die Übung zur anderen Seite auszuführen. Knicken Sie nicht seitlich ein, sondern ziehen Sie sich diagonal in die Länge. Durch eine tiefe Einatmung in den zu dehnenden Bereich lässt sich die Dehnung noch verstärken.

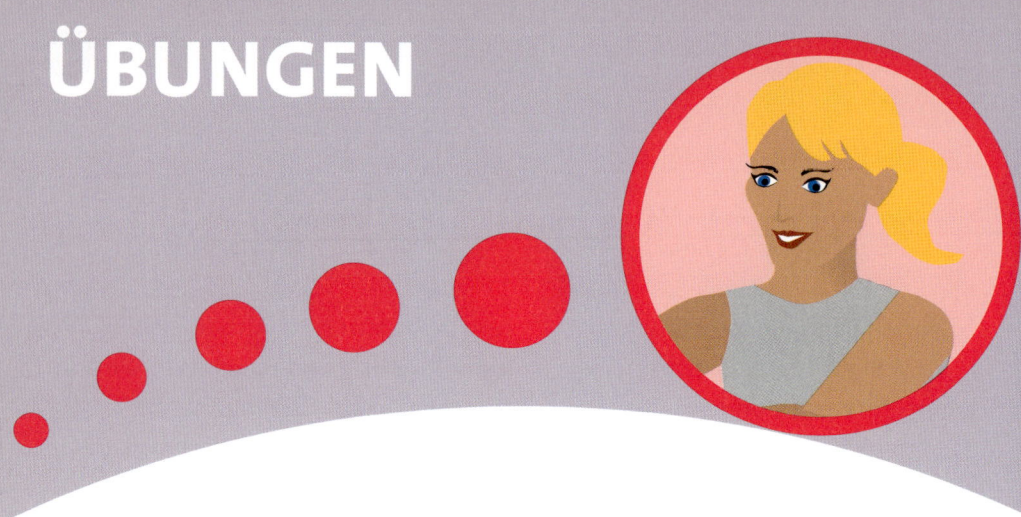

So wird der Bauch flach

Im Folgenden finden Sie 15 verschiedene Übungseinheiten mit je 2 Übungen. Jede Einheit dauert 5 Minuten. Natürlich können Sie aus den verschiedenen Einheiten auch einzelne Übungen herausgreifen und nach Lust und Laune kombinieren. Alle Übungen eignen sich für Anfänger und für Fortgeschrittene. Bei manchen Übungen werden Ihnen Variationen mit Hilfsmitteln vorgestellt. Diese bieten Ihrem Training Abwechslung und neue Trainingsreize. Sie können die Übungen und viele Variationen aber auch ohne Hilfsmittel ausführen. Wichtig: Lesen Sie vor dem Training die Anleitungen genau durch.

Auf Dauer erfolgreich

Ein paar leicht zu befolgende Tipps helfen dabei, dass es auch mit Ihrer Durchhaltekraft klappt:

- Beginnen Sie sofort mit dem Training, und starten Sie mit Übungen, die Ihnen gut gefallen, Spaß machen und vielleicht schon bekannt sind.
- Versuchen Sie, Ihre Übungszeit fest einzuplanen. 5 Minuten täglich lassen sich leicht in den Tagesablauf integrieren. Bei einer

regelmäßigen Trainingszeit stellt sich der Körper darauf ein und entwickelt schon vorher eine wachsende Leistungsbereitschaft.

Motiviert zur Traumfigur

Wenn Sie anfangs nicht so viele Wiederholungen schaffen, wie in den jeweiligen Übungen beschrieben, ist das nicht so schlimm. Mit regelmäßigem Üben werden Sie sich bald steigern können.

Hören Sie auf Ihren Kopf! Denn nicht jeder Tag ist gleich. Fühlen Sie sich einmal „schlapp", dann zügeln Sie Ihren Trainingsehrgeiz, indem Sie weniger Sätze oder Wiederholungen machen. Dafür können Sie am nächsten Tag wieder voll durchstarten. Hin und wieder hilft es auch, sich sein Ziel anschaulich zu machen. Hängen Sie z. B. ein Bild von Ihrem Traumbauch oder Ihrer Wunschtaille an den Badezimmerschrank oder besser noch an die Kühlschranktür. Und falls Sie zwischendurch das Gefühl überkommt, dass sich trotz regelmäßigem Training nichts mehr tut, machen Sie dennoch weiter! Die Kilos, die man durch zu wenig Bewegung und zu viele Kalorien zunimmt, sieht man ja auch erst Wochen später. Genauso funktioniert es mit dem Muskelzuwachs.

Achtung!

- Bei einem grippalen Infekt sollten Sie eine Trainingspause einlegen.
- Haben Sie Schmerzen während des Trainings? Dann kontrollieren Sie, ob Sie die Übung richtig ausführen. Falls die Beschwerden dennoch wieder auftreten, sollten Sie einen Arzt aufsuchen, um ein gesundheitliches Problem auszuschließen oder frühzeitig behandeln lassen zu können.
- Trainieren Sie nie mit vollem Bauch! Der Körper muss erst verdauen.

Bauch-Intro

Mit der Übung „Gerade Bauch-presse" trainieren Sie den gera-den Bauchmuskel. Bei der Übung „Kniepower" beanspruchen Sie zu-sätzlich die Bein- und Po- sowie die gesamte Rückenmuskulatur.

Gerade Bauchpresse

Übungsablauf

- Gehen Sie in die Rückenlage, die Füße sind aufgestellt.
- Stützen Sie Ihren Kopf, indem Sie Ihre Fingerkuppen hinter den Ohren anlegen, während die Ellen-bogen nach rechts und links zur Seite zeigen. Die Fersen sind fest in den Boden gedrückt.
- Rollen Sie nun den Oberkörper ei-nige Zentimeter nach vorn oben. Die Bewegung erfolgt allein durch die Kraft der Bauchmuskeln. Ihr Blick geht diagonal zur Decke.
- Senken Sie anschließend im glei-chen langsamen Tempo den Ober-körper wieder ab, ohne ihn ganz abzulegen.
- Führen Sie diese Übung in 3 Sätzen mit jeweils 10 Wiederholungen aus.
- Zwischen den Sätzen können Sie jeweils eine kurze Verschnauf-pause von etwa 10 bis 20 Sekunden einlegen.

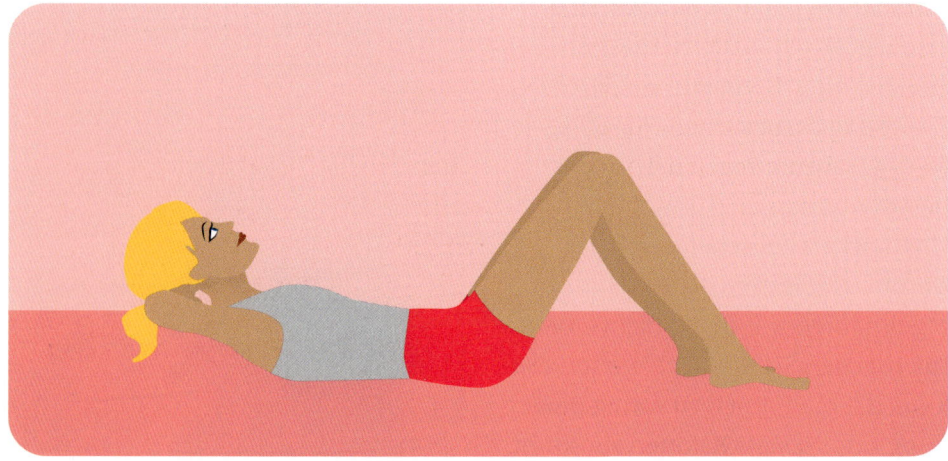

Variation

Oberarmstütz: Stützen Sie Ihren Hinterkopf mit den Oberarmen, indem Sie Ihre Arme lang hinter dem Kopf ausstrecken. Halten Sie eine Hand mit der anderen fest. Ihr Kopf liegt nun auf den Oberarmen.

Handtuchzug: Falls Ihre Halsmuskulatur stark genug ist und Sie Ihren Kopf nicht mehr stützen müssen, können Sie ein Handtuch oder ein Gummiband verwenden, um die Übung anspruchsvoller zu gestalten. Halten Sie das Handtuch etwa schulterbreit mit gestreckten Armen über dem Brustkorb. Mit dem Aufrollen versuchen Sie nun, das Handtuch mit beiden Händen auseinanderzuziehen. Die Schulterblätter werden dabei zusammengezogen. Die Ellenbogen zeigen nach außen. Mit dem Abrollen lösen Sie diese Spannung wieder. Achten Sie darauf, in angehobener Position die Schultern nicht hochzuziehen.

Hilfsmittel

Falls es Ihnen Probleme bereitet, Ihre Hände während der Übung hinter den Ohren zu halten, können Sie ein

Starker Bauch

Arbeiten Sie mit der Kraft der Bauchmuskulatur, nicht mit Schwung! Der Bauchnabel bleibt während der gesamten Übung eingezogen.

Handtuch als „Hängematte" für Ihren Kopf verwenden. Falten Sie es hierfür etwa eine Handbreit zusammen, und legen Sie es unter Ihren Kopf. Nun können Sie das Handtuch mit beiden Händen rechts und links neben den Ohren greifen und es leicht anheben, bis Ihr Kopf davon getragen wird. Ihre Arme bilden eine U-Form mit einem Winkel von mindestens 90 Grad zwischen Unter- und Oberarmen.

Aufgepasst

Belasten Sie Ihre Halswirbelsäule nicht, indem Sie am Kopf reißen. Behalten Sie während der Übungsausführung einen etwa faustgroßen Abstand zwischen Kinn und Brustbein bei. Atmen Sie mit dem Aufrollen aus und mit dem Abrollen wieder ein.

Kniepower

Übungsablauf

- Gehen Sie in den Vierfüßlerstand, und ziehen Sie den Bauchnabel in Richtung Wirbelsäule.
- Sammeln Sie Ihre ganze Kraft aus den Bauchmuskeln, und heben Sie dann beide Knie etwa 3 Zentimeter vom Boden ab. Ihr gesamtes Körpergewicht ist gleichmäßig auf Händen und Fußballen verteilt. Der Blick geht in Richtung Boden. Der Rücken ist ganz gerade.
- Halten Sie diese Position 10 Sekunden lang.
- Erholen Sie sich kurz, indem Sie Ihren Po nach hinten auf die Fersen absetzen und die Stirn zwischen den Armen auf den Boden ablegen. Lassen Sie die Arme lang ausgestreckt, und atmen Sie tief in Ihre Seite ein.
- Nach einer kurzen Pause wiederholen Sie die Übung 2 weitere Male.

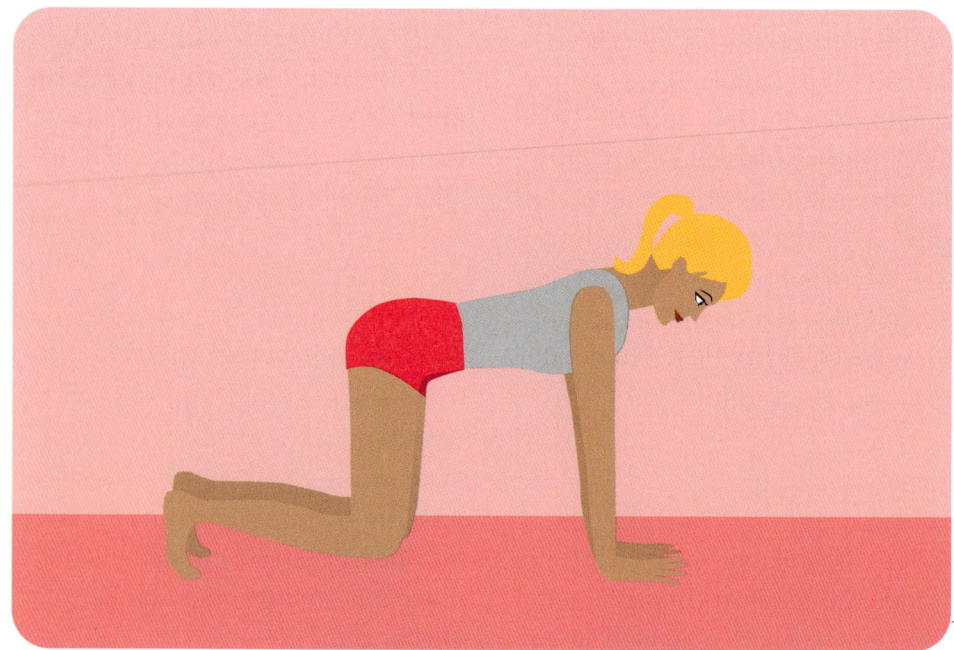

Variation

Schaukel: Verlagern Sie das Gewicht im Wechsel einmal mehr nach vorn auf die Hände, einmal nach hinten auf die Fußballen. Halten Sie hierbei jede Position jeweils 5 Sekunden.
Laufen: Halten Sie Ihren Schultergürtel stabil, während Sie beide Knie abwechselnd näher zum Boden ziehen. „Laufen" Sie so 10 Schritte auf der Stelle, ohne dass die Knie den Boden berühren. Führen Sie 2 weitere Sätze der Variation aus.

Hilfsmittel

Die Übung wird anspruchsvoller, wenn Sie sich mit den Händen auf einer zusammengerollten Decke oder einer Nackenrolle abstützen. Durch die Instabilität wird Ihre Tiefenmuskulatur noch mehr gefordert, und Sie trainieren gleichzeitig Koordination und Gleichgewichtsfähigkeit.

Aufgepasst

Hängen Sie nicht durch! Ihr Rücken bleibt gerade. Reicht die Stützkraft in den Armen und im Schultergürtel

Ballon-Power

Sie können auch einen nicht ganz aufgeblasenen Luftballon unter Ihre Fußgelenke legen, um die Übung anstrengender zu gestalten.

nicht mehr aus, werden die Schulterblätter oft nach oben herausgedrückt. Können Sie dies am Anfang noch nicht vermeiden, sollten Sie die Position etwas kürzer halten, als oben angegeben. Wichtig: Atmen Sie in der statischen Stützposition gleichmäßig und ruhig weiter. Denn nur eine gut mit Sauerstoff versorgte Muskulatur kann effektiv arbeiten.

Trainingstipp

Bei Problemen mit den Handgelenken kann die Übung auch mit aufgestützten Unterarmen ausgeführt werden. Positionieren Sie hierzu die Ellenbogen unter den Schultergelenken.
Achten Sie jedoch verstärkt auf eine gerade Rückenposition, und vermeiden Sie ein Hohlkreuz.

Lift & Press

Mit der Übung „Beckenheben" trainieren Sie dynamisch den geraden Bauchmuskel. Die äußere und innere schräge sowie die quere Bauchmuskulatur sind unterstützend beteiligt. Eine präzise und regelmäßige Ausführung garantiert rasche Trainingserfolge. Bei der Übung „Bauchspannung" trainieren Sie statisch. Sie werden auch die Muskulatur Ihrer Arme, Schultern und Brust spüren.

Beckenheben

Übungsablauf

- Legen Sie sich auf den Rücken, die Beine sind mit leicht gebeugten Knien angehoben. Ober- und Unterschenkel bilden einen 90-Grad-Winkel.
- Ihre Arme liegen rechts und links neben dem Oberkörper, die Handflächen zeigen nach unten.
- Heben Sie das Becken in einer rollenden Bewegung einige Zentimeter nach oben und zum Bauch hin.

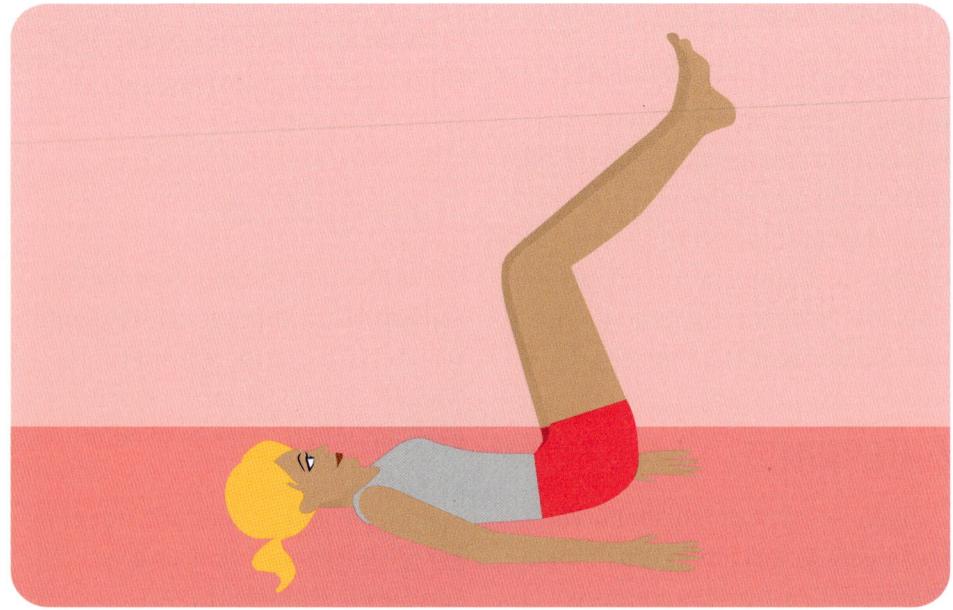

- Senken Sie das Becken genauso langsam wieder ab, ohne den Po ganz abzulegen.
- Führen Sie diese Übung in 3 Sätzen mit jeweils 10 Wiederholungen aus. Zwischen den Sätzen können Sie jeweils eine kurze Verschnaufpause von etwa 10 bis 20 Sekunden einlegen.

Variation

Strecken Sie beide Beine gerade in Richtung Decke aus. Ihre Fußsohlen zeigen parallel zur Decke. Stellen Sie sich vor, auf Ihren Füßen ein Tablett mit einer randvollen Tasse Kaffee zu balancieren. Heben Sie nun langsam das Becken an, ohne das imaginäre Tablett von den Füßen rutschen zu lassen.

Hilfsmittel

Falls Sie ein Gummiband zur Hand haben, können Sie dieses um Ihre „Tablettfüße" legen und beide Enden mit den Händen neben Ihrem Körper fixieren. Nun muss ihre Bauchmuskulatur auch dem Widerstand des Gummibands entgegenarbeiten.

Handtuchtrick

Haben Sie Probleme mit der Lendenwirbelsäule? Dann legen Sie Ihre beiden Hände oder ein zusammengefaltetes Handtuch quer unter den Po.

Aufgepasst

Schieben Sie während der Übungsausführung das Kinn nicht nach vorn, sondern ziehen Sie es nach hinten in Richtung Halswirbelsäule und den Hinterkopf gleichzeitig nach oben (weg von den Schultern). Achten Sie darauf, ohne Schwung, sondern allein mit der Kraft Ihrer Bauchmuskeln zu arbeiten.

Trainingstipp

Falls es Ihnen anfangs an Stabilität im Oberkörper mangelt, dann legen Sie sich mit dem Kopf unter eine stabile Bank oder einen Tisch, um sich an den Bank- bzw. Tischbeinen mit beiden Händen festhalten zu können. Auf eine richtige Körperhaltung müssen Sie aber dennoch achten.

Bauchspannung

Übungsablauf

- Legen Sie sich auf den Rücken, und heben Sie Ihre Beine mit leicht gebeugten Knien an. Ober- und Unterschenkel bilden einen rechten Winkel.
- Legen Sie die Handflächen unterhalb der Knie auf die Oberschenkel. Die Fingerspitzen zeigen jeweils nach innen, die Ellenbogen nach außen.
- Drücken Sie nun fest mit den Händen gegen Ihre Oberschenkel. Ihre Beine halten statisch gegen den Händedruck.

- Halten Sie diese Spannung 10 Sekunden lang.
- Erholen Sie sich kurz, indem Sie Ihre Oberschenkel zum Oberkörper heranziehen und mit beiden Armen die Unterschenkel umklammern. Schaukeln Sie leicht nach rechts und links, und massieren Sie so Ihre Wirbelsäule.
- Nach 10 bis 20 Sekunden Erholungspause wiederholen Sie die Übung noch 2-mal.

Variation

Crunch-Spannung: Heben Sie Ihren Oberkörper nach vorn oben an, bis Ihre Schulterblätter nur noch zur

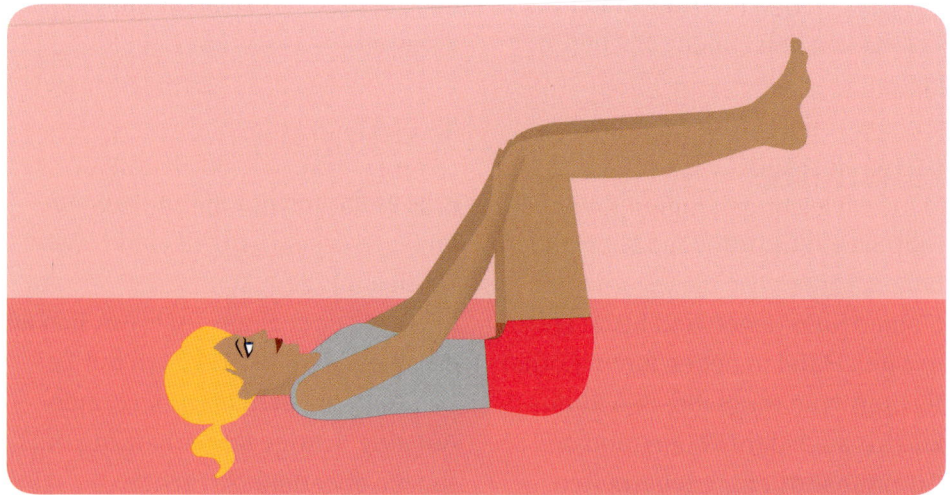

Richtig atmen

Achten Sie darauf, ruhig und gleichmäßig zu atmen. Bei Anspannung atmen Sie aus und bei Entspannung ein.
Vermeiden Sie eine Pressatmung, da diese den Blutdruck deutlich ansteigen lässt. Sie merken, dass Ihre Atmung nicht korrekt ist, wenn Ihr Gesicht rot anläuft.

Aufgepasst

Achten Sie darauf, Ihre Schultern nicht hochzuziehen. Stellen Sie sich vor, Ihre Schulterblätter in die Hosentaschen stecken zu wollen. Der Gegendruck der Beine erfolgt ausschließlich aus den Oberschenkeln! Ihre Unterschenkel behalten immer die gleiche Position bei. Ziehen Sie Ihren Bauchnabel in Richtung Wirbelsäule, und schieben Sie Ihr Kinn nicht nach vorn.

Hälfte aufliegen. Drücken Sie nun fest mit den Händen gegen Ihre Oberschenkel. Die Beine halten statisch gegen den Händedruck.
Profi-Crunch: Wenn Sie sich in dieser Übungsposition sicher fühlen, dann gestalten Sie die Übung anstrengender, indem Sie Ihre Beine mit nur noch leicht gebeugten Knien nach oben ausstrecken. Versuchen Sie, in dieser Position den Gegendruck Ihrer Oberschenkel beizubehalten. Halten Sie die Spannung 10 Sekunden. Nach einer kurzen Erholungspause wiederholen Sie die Übung 2 weitere Male.

Trainingstipp

Konzentrieren Sie sich während der Übung nicht nur auf den Druck und Gegendruck Ihrer Hände und Oberschenkel, sondern schenken Sie in erster Linie Ihrer Bauchmuskulatur Aufmerksamkeit.
Ziehen Sie die Knie so weit heran, dass Ihre Lendenwirbelsäule in ihrer natürlichen Doppel-S-Form bequem aufliegen kann.
Bleiben Sie nach dem Training noch einen Augenblick liegen, und machen Sie sich ganz lang. Strecken Sie Arme und Beine in entgegengesetzte Richtungen.

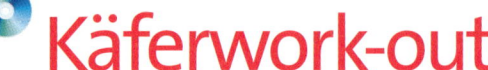

Käferwork-out

Mit den Käferübungen trainieren Sie nicht nur Ihre gesamte Bauchmuskulatur, sondern Sie schulen auch gleichzeitig Ihre Koordination.

Krabbelkäfer

Übungsablauf

- Legen Sie sich auf den Rücken, und heben Sie beide Beine gerade nach oben an. Die Knie sind leicht gebeugt.
- Die Arme liegen auf Schulterhöhe rechts und links zur Seite ausgestreckt auf dem Boden.
- Heben Sie nun langsam ein Bein einschließlich Becken in Richtung Decke an, und versuchen Sie, es 2 Atemzüge lang angehoben zu halten.
- Kehren Sie genauso langsam in die Ausgangsposition zurück.
- Wiederholen Sie die Übung pro Bein 3-mal.
- Erholen Sie sich kurz, indem Sie beide Beine zum Oberkörper heranziehen und Ihre Unter-

schenkel mit den Armen umklammern. Schaukeln Sie leicht nach rechts und links oder auch nach vorn und hinten. Genießen Sie die sanfte Rückenmassage.

- Führen Sie anschließend die Übung durch, indem Sie ein Bein langsam in Richtung Decke anheben, sofort wieder genauso langsam absenken und anschließend die Seite wechseln. Die Übung erfolgt nun also etwas dynamischer.
- Wiederholen Sie die Übung 10-mal pro Bein.

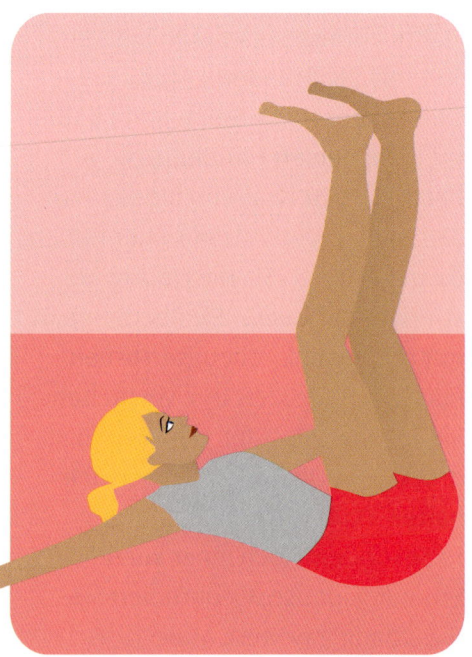

- Nach dem „Krabbelkäfer" dürfen Sie sich wieder 10 bis 20 Sekunden erholen, bevor Sie zur nächsten Übung übergehen.

Variation

Heben Sie zusätzlich zu den Beinen auch beide Arme in Richtung Decke an. Ziehen Sie einen Arm und das schräg gegenüberliegende Bein zur Decke, und versuchen Sie, diese Position 2 Atemzüge lang zu halten. Bringen Sie Arm und Bein genauso langsam wieder zur Ausgangsposition zurück, und wechseln Sie dann die Seite. Führen Sie diese Übung pro Seite 3-mal aus. Nach einer kleinen Erholungsphase erfolgt die Übungsausführung etwas dynamischer, indem Sie nun einen Arm mit dem gegenüberliegenden Bein langsam zur Decke anheben, sofort wieder genauso langsam absenken und anschließend die Seite wechseln.

Aufgepasst

Schieben Sie das Kinn während der Übungsausführung nicht nach vorn, sondern ziehen Sie es nach hinten in

Koordination

Mit einer gut geschulten Koordination können Sie Ihre Bewegungsabläufe ökonomischer und harmonischer ausführen. Ebenso verbessern Sie Ihre Bewegungssicherheit und reduzieren dadurch die Verletzungsgefahr im Alltag und beim Sport.

Richtung Halswirbelsäule und den Hinterkopf gleichzeitig nach oben (weg von den Schultern). Der Kopf bleibt während der Übung in der Mitte beider Schultern liegen, die Halswirbelsäule ist lang gestreckt. Wichtig: Atmen Sie die ganze Zeit über gleichmäßig und ruhig, und vermeiden Sie eine Pressatmung. Ihr Kopf sollte sich nicht rot verfärben – ein Anzeichen für falsches Atmen.

Trainingstipp

Haben Sie Probleme mit der Lendenwirbelsäule? Dann legen Sie ein zusammengerolltes Handtuch unter den Po.

Crunch-Käfer

Übungsablauf

- Stellen Sie sich aufrecht hin. Die Füße stehen hüftbreit auseinander auf dem Boden.
- Verlagern Sie nun Ihr Gewicht auf das rechte Bein, und drehen Sie Ihr linkes Bein leicht nach außen. Zehen und Knie zeigen in eine Richtung.
- Heben Sie Ihren linken Arm angewinkelt über den Kopf, und stützen Sie sich mit der rechten Hand in der Taille ab.
- Ziehen Sie mit dem Ausatmen Ihre linke Schulter sowie den Ellenbogen seitlich nach unten und gleichzeitig das linke Knie nach oben. Ellenbogen und Knie nähern sich also an.
- Richten Sie mit dem Einatmen Ihren Oberkörper wieder auf, und senken Sie das linke Bein ab. Ihr Gewicht bleibt weiterhin auf dem rechten Bein.
- Wiederholen Sie die Übung insgesamt 10-mal.
- Anschließend führen Sie die gleiche Übung mit der anderen Seite aus.

- Gönnen Sie sich nach dem ersten Satz eine kleine Erholungspause, und lockern Sie sich ein wenig, indem Sie Arme und Beine leicht ausschütteln.
- Führen Sie dann 2 weitere Sätze aus.

Variation

Heben Sie beide Arme über den Kopf. Die Übungsausführung bleibt gleich, außer dass nun beide Arme in einer U-Haltung über den Kopf mit der

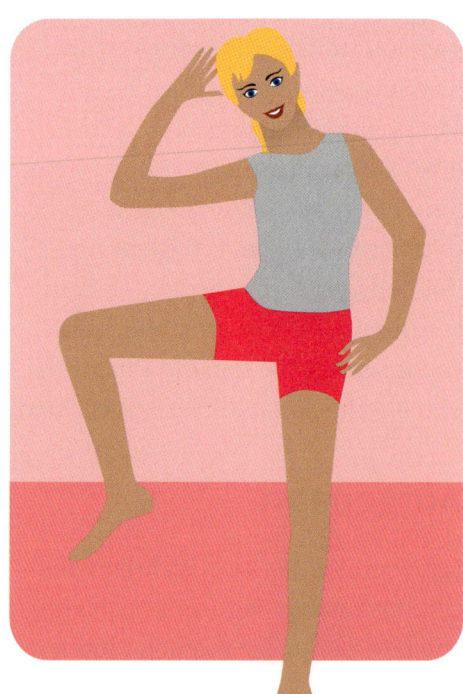

Stabile Körpermitte

Achten Sie auf eine stabile Körpermitte, und konzentrieren Sie sich auf die Anspannung Ihrer Bauchmuskulatur. Führen Sie die Übung anfangs eher langsam, dafür aber präzise aus: Qualität geht vor Quantität!

Seitneigung des Oberkörpers mitgehen. Als Alternative können Sie Ihre Hände auch hinter den Ohren platzieren, indem Sie Ihre Fingerspitzen am Hinterkopf auflegen.

Hilfsmittel

Noch herausfordernder wird die Übung, wenn Sie sich mit Ihrem Standbein auf einen instabilen Untergrund stellen. Verwenden Sie hierfür ein zusammengefaltetes Handtuch, eine zusammengerollte Gymnastikmatte oder ein kleines Schaumstoffkissen. Durch die Instabilität wird Ihre Tiefenmuskulatur

besonders stark gefordert, und Sie trainieren gleichzeitig Ihre Gleichgewichtsfähigkeit.

Aufgepasst

Kippen Sie mit Ihrem Oberkörper nicht nach vorn, und neigen Sie sich nicht mehr als 30 Grad zur Seite. Wichtig: Lassen Sie Ihr Standbein leicht gebeugt. Drücken sie auf keinen Fall das Kniegelenk durch.

Trainingstipp

Gönnen Sie Ihrer seitlichen Bauchmuskulatur nach dem Training ein kurzes Dehnprogramm. Setzen Sie sich dafür im Schneidersitz auf den Boden. Strecken Sie einen Arm lang über den Kopf, und neigen Sie sich langsam zur gegenüberliegenden Seite. Der nach oben gestreckte Arm folgt der Bewegung und bildet eine Verlängerung des Oberkörpers. Halten Sie diese Position ein paar Sekunden, und spüren Sie der Dehnung nach. Wechseln Sie dann die Seite. Achten Sie auch beim Dehnen auf eine ruhige und gleichmäßige Atmung.

Starke Schräge

Hier geht's an die schräge Bauch-
muskulatur. Aber auch die queren
Bauchmuskeln werden trainiert. Das
A und O für eine schlanke Taille.

Schräge Bauchpresse

Übungsablauf

- Legen sie sich auf den Rücken, die
  Füße sind aufgestellt.

- Stützen Sie Ihren Kopf, indem sie
  Ihre Fingerkuppen hinter den
  Ohren anlegen. Die Ellenbogen zei-
  gen rechts und links zur Seite. Die
  Fersen sind fest in den Boden ge-
  drückt.

- Heben Sie nun die Schultern leicht
  vom Boden ab, und führen Sie den
  linken Ellenbogen in Richtung
  rechtes Knie, indem Sie Ihren
  Oberkörper schräg nach vorn und
  oben rollen.

- Senken Sie den Oberkörper
  wieder, ohne die Schultern abzulegen.

- Führen Sie die Übung in 2 bis 3
  Sätzen mit 5 bis 10 Wiederholungen je Seite aus. Zwischen den

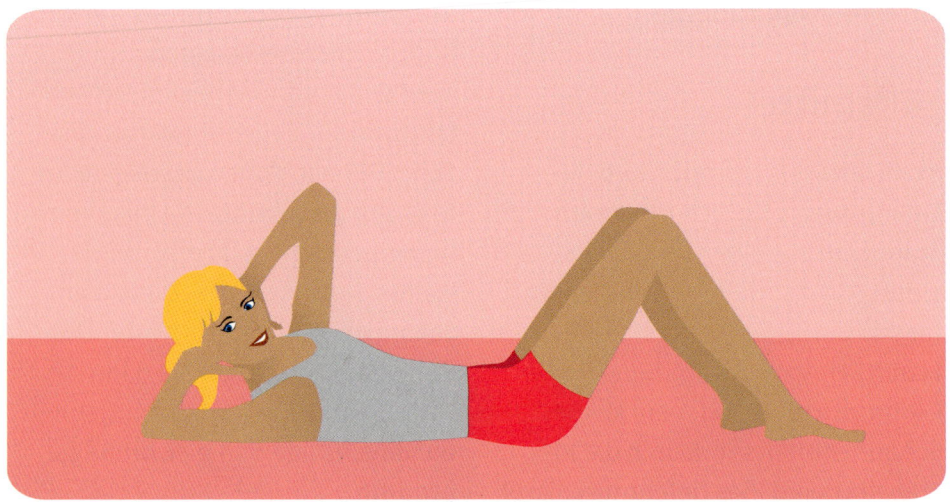

Sätzen können Sie eine kurze Pause einlegen, um neue Energie zu tanken.

Variation

Heben Sie die Schultern leicht vom Boden ab, und führen Sie den linken Ellenbogen in Richtung rechtes Knie, indem Sie Ihren Oberkörper schräg nach vorn und oben rollen. Führen Sie 10 Mini-Crunches aus, heben Sie den Oberkörper aus dieser Position heraus also minimal an, und senken Sie ihn wieder ab, ohne die Schultern ganz auf dem Boden abzulegen. Die Bewegung erfolgt in doppeltem Tempo. Wiederholen Sie die Variante je Seite 3- bis 5-mal.

Hilfsmittel

Falls es Ihnen Probleme bereitet, Ihre Hände während der Übung hinter den Ohren zu halten, können Sie ein Handtuch als Hängematte für Ihren Kopf verwenden. Falten Sie hierzu ein Handtuch etwa eine Handbreit zusammen, und legen Sie es unter Ihren Kopf. Nun können Sie mit den Händen rechts und links neben den Ohren

Kopfhaltung

Ihr Blick geht diagonal zur Decke, zwischen Kinn und Brustbein passt eine Faust.

nach dem Tuch greifen und dieses leicht anheben, bis Ihr Kopf davon getragen wird. Ihre Arme bilden eine U-Form, Unter- und Oberarm einen Winkel von mindestens 90 Grad.

Aufgepasst

Belasten Sie Ihre Halswirbelsäule nicht durch ein Überstrecken oder Reißen am Kopf. Mit den Händen stützen Sie den Kopf nur, nach oben wird er durch das Aufrollen Ihres Oberkörpers gezogen!

Trainingstipp

Das diagonale Anheben des Oberkörpers ist meist nur eine kleine Bewegung! Nicht der Ellenbogen führt die Bewegung an, sondern das diagonale Anheben des Oberkörpers nähert Ihren Ellenbogen dem gegenüberliegenden Knie.

Kreuzspannung

Übungsablauf

- Legen Sie sich auf den Rücken, und heben Sie Ihre Beine mit gebeugten Knien an. Ihre Ober- und Unterschenkel bilden einen rechten Winkel.
- Legen Sie nun die Hände übereinander auf den linken Oberschenkel. Die rechte Hand ist über der linken. Die Fingerkuppen der rechten Hand zeigen nach links, die der linken Hand nach rechts. Beide Ellenbogen zeigen nach außen. Drücken Sie fest mit beiden Händen gegen Ihren linken Oberschenkel. Das Bein übt gleichzeitig einen Gegendruck aus.
- Halten Sie diese Spannung 10 Sekunden.
- Erholen Sie sich kurz, indem Sie Ihre Oberschenkel zum Oberkörper heranziehen und mit beiden Armen die Unterschenkel umklammern. Genießen Sie die angenehme Entspannung der Bauchmuskulatur und des unteren Rückens.
- Wiederholen Sie die Übung anschließend mit dem rechten Bein.
- Führen Sie je Seite 2 bis 3 Sätze aus.

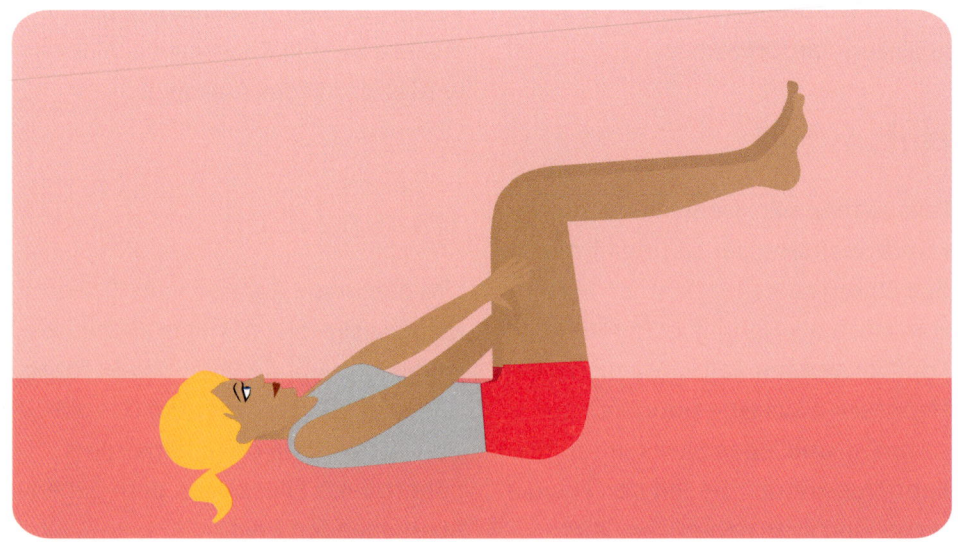

Fast unbemerkt

Die Anspannung der Bauchmuskulatur erfolgt bei der „Kreuzspannung" durch Druck- und Gegendruck, den die Hände und Beine erzeugen. Eine Bewegung von Armen und Beinen wird nicht sichtbar. Die Kraftentwicklung Ihrer Bauchmuskulatur erfolgt statisch.

Variation

Kreuzspannung intensiv:

Heben Sie Ihren Oberkörper nach vorn oben an, bis Ihre Schulterblätter nur noch zur Hälfte aufliegen. Drücken Sie nun mit den Händen, wie bei der Grundübung beschrieben, fest gegen einen Oberschenkel. Das Bein hält statisch gegen den Druck Ihrer Hände.

Kreuzspannung für Profis:

Fühlen Sie sich bei dieser Bewegung sicher, dann steigern Sie die Übung, indem Sie Ihre Beine mit nur noch leicht gebeugten Knien nach oben ausstrecken. Versuchen Sie, auch in dieser Position denselben Druck und Gegendruck auszuüben wie bei der Grundübung. Halten Sie die Spannung 10 Sekunden. Nach einer kurzen Pause wiederholen Sie die Übung 2-mal.

Aufgepasst

Ziehen Sie die Schultern nicht hoch. Stellen Sie sich vor, Sie wollten Ihre Schulterblätter in die Hosentaschen stecken. Atmen Sie ruhig und gleichmäßig weiter. Der Gegendruck der Beine erfolgt ausschließlich aus den Oberschenkeln heraus. Ihre Unterschenkel behalten immer dieselbe Position bei. Ziehen Sie Ihren Bauchnabel zur Wirbelsäule, und schieben Sie Ihr Kinn nicht nach vorn.

Trainingstipp

Konzentrieren Sie sich während der Übung nicht nur auf den Druck Ihrer Hände und Oberschenkel, sondern schenken Sie Ihrer Bauchmuskulatur die größte Aufmerksamkeit. Ziehen Sie die Knie so weit heran, dass Ihre Lendenwirbelsäule in ihrer natürlichen Form bequem aufliegen kann.

Hebelbeine

Mit der Übung „Beindrücken" trainieren Sie statisch, mit der „Kleinen Beinschaukel" dynamisch. In erster Linie werden bei beiden Übungen die schräge und die quere Bauchmuskulatur gekräftigt und gestrafft.

Beindrücken

Übungsablauf

- Legen Sie sich auf die Seite, und winkeln Sie Ihre Beine an. Zwischen Oberschenkeln und Oberkörper befindet sich ein 90-Grad-Winkel. Ebenso auch zwischen Ober- und Unterschenkeln.
- Der Kopf ruht auf dem unteren ausgestreckten Arm.
- Drücken Sie nun mit dem Ausatmen Knie und Fußaußenkanten fest in Richtung Boden.
- Stellen Sie sich vor, sie müssten sich mit Ihren Beinen auf der Unterlage festhalten, die jeden Moment davonrutschen könnte.
- Ziehen Sie den Bauchnabel zur Wirbelsäule.
- Halten Sie diese Spannung mehrere Atemzüge lang, und konzentrieren Sie sich ganz auf Ihre Körpermitte. Die Kraft, um die Beine fest in den Boden zu drücken, schöpfen Sie allein aus Ihrer Bauchmusku-

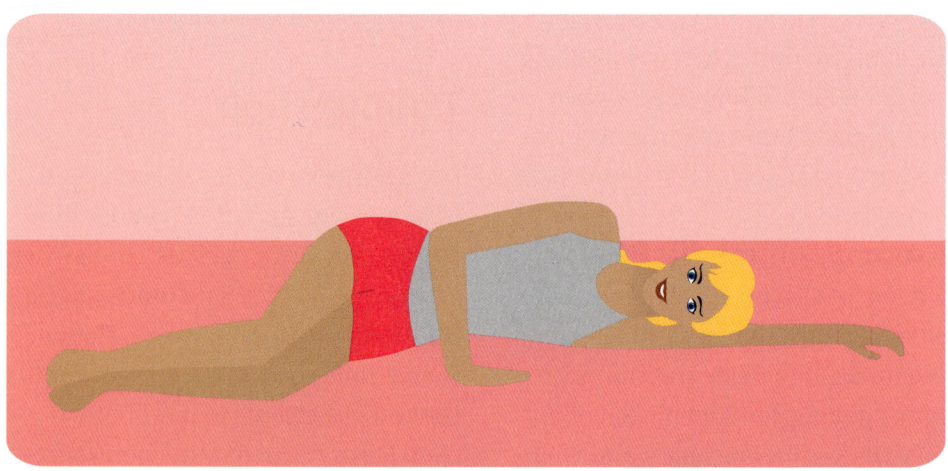

latur. Eine Bewegung ist nicht sichtbar.

- Lösen Sie langsam die Spannung, und wechseln Sie anschließend die Seite.
- Führen Sie die Übung 3- bis 4-mal je Seite aus. Halten Sie die Spannung jedes Mal mindestens 10 Sekunden lang. Zwischendurch können Sie kurze Pausen einlegen.

Variation

Schwieriger wird es, wenn Sie aus der beschriebenen Ausgangsposition heraus das obere Bein etwas anheben und im 90-Grad-Winkel zu Ihrem Oberkörper gerade nach vorn ausstrecken. Drücken Sie nun mit dem Ausatmen nur das untere Bein fest in den Boden. Halten Sie diese Spannung mehrere Atemzüge lang, lösen Sie anschließend die Spannung wieder, und wechseln Sie die Seite.

Hilfsmittel

Falls Sie in der Seitlage mit abgelegtem Kopf Probleme mit der Nackenmuskulatur haben oder ein unangenehmes Gefühl im Nacken- und

Im Alltag trainieren

Diese Übung ist besonders alltagstauglich. Sie können das „Beindrücken" z. B. morgens vor dem Aufstehen oder abends vor dem Einschlafen im Bett ausführen.

Halsbereich spüren, dann legen Sie zwischen Oberarm und Ohr ein zusammengefaltetes Handtuch. Dadurch werden Ihr Hals und Nacken nicht so sehr überstreckt.

Trainingstipp

Bleiben Sie während der Übungsausführung unbedingt stabil, kippen sie mit Ihrem Oberkörper oder Becken nicht nach vorn bzw. hinten weg. Stützen Sie sich mit dem oberen Arm vor Ihrem Oberkörper ab, um die Balance zu halten. Hüftknochen und Schultern sollten jeweils parallel übereinander sein. Nur so trainieren Sie Ihre Bauchmuskulatur präzise und effektiv.

Kleine Beinschaukel

Übungsablauf

- Legen Sie sich auf den Rücken, die Beine sind mit leicht gebeugten Knien angehoben.
- Verschränken Sie die Hände hinter dem Kopf. Dieser ruht in den Handflächen. Die Ellenbogen liegen links und rechts neben dem Kopf auf dem Boden auf.
- Bewegen Sie nun mit dem Ausatmen die gebeugten Beine lang-sam zur linken Seite. Drehen Sie gleichzeitig die Unterschenkel ein wenig nach rechts.
- Halten Sie die Beine beim Einatmen in dieser Stellung, und kehren Sie beim Ausatmen in die Ausgangsposition zurück.
- Atmen Sie ein, und wiederholen Sie mit dem Ausatmen die Übung zur rechten Seite. Drehen Sie gleichzeitig die Unterschenkel nach links.
- Wiederholen Sie die Übung je Seite 5- bis 10-mal.
- Legen Sie eine kleine Verschnaufpause ein, indem Sie beide Füße auf dem Boden abstellen und die Beine etwas lockern. Atmen Sie tief in Ihren Bauch ein und wieder langsam aus.
- Führen Sie anschließend 2 weitere Sätze aus.

Variation

Führen Sie die Übung mit gestreckten Beinen aus. Bewegen Sie mit dem Ausatmen beide Beine in gestreckter Position zur linken Seite, und kehren Sie beim nächsten Ausatmen wieder in die Ausgangsposition zurück.

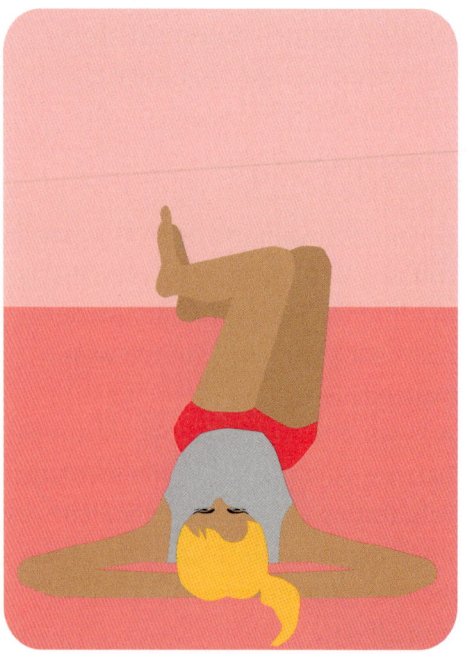

Atmen Sie ein, und wiederholen Sie beim Ausatmen die Übung zur rechten Seite.

Hilfsmittel

Mit einem kleinen Kissen, einem nicht ganz aufgeblasenen Luftballon oder einem kleinen Ball können Sie gleichzeitig Ihre Bein- und Beckenbodenmuskulatur trainieren. Drücken Sie dafür während der Übungsausführung das Hilfsmittel zwischen Ihren Knien sanft zusammen. Ihre Atmung fließt weiterhin gleichmäßig und ruhig.

Aufgepasst

Legen Sie die Beine nicht seitlich auf dem Boden ab, sondern bewegen Sie diese nur in einem 30- bis 45-Grad-Winkel zur Seite. Beide Gesäßhälften und Schultern sollten während der Übungsausführung auf dem Boden aufliegen. Können Sie diese Position nicht halten, dann bewegen Sie die Beine anfangs nur wenige Zentimeter auf die Seite. Bei akuten Rückenproblemen sollten Sie diese Übung übrigens nicht ausführen.

Beinhaltung

Der Abstand der Knie zum Oberkörper bleibt die ganze Zeit über gleich. Schieben Sie die Beine auf keinen Fall vom Körper weg!

Trainingstipp

Falls Sie sich mit den Händen hinter dem Kopf nicht wohlfühlen oder es nicht schaffen, die Ellenbogen neben dem Kopf auf dem Boden abzulegen, können Sie die Arme auch in Schulterhöhe seitlich ablegen. Die Handflächen zeigen zum Boden. Achten Sie auch bei dieser Armstellung darauf, dass beide Schultern die ganze Zeit über am Boden haften bleiben. Fallen Sie nicht ins Hohlkreuz. Wichtig: Passen Sie den Übungsablauf an Ihren Atemrhythmus an. Bewegen Sie Ihre Beine beim Ausatmen, und atmen Sie ein, während Sie eine Position halten. Zu beachten ist daher auch ein gleichmäßiger und ruhiger Atemfluss. Atmen Sie durch die Nase ein und durch den Mund wieder aus.

Bauch intensiv

Mit der Übung „Lufttreten" trainieren Sie hauptsächlich die gerade und quere Bauchmuskulatur. Die Übung „Kosaken-Twist" widmet sich Ihren seitlichen Bauchmuskeln. Beide Übungen stehen sich in der Intensität in nichts nach, sofern sie regelmäßig und präzise ausgeführt werden.

Lufttreten

Übungsablauf

- Legen Sie sich auf den Rücken, und heben Sie beide Beine an. Die Unter- und Oberschenkel bilden einen 90-Grad-Winkel. Zwischen Oberkörper und Oberschenkel befindet sich ebenfalls ein rechter Winkel.
- Strecken Sie beide Arme rechts und links in Schulterhöhe zur Seite aus.

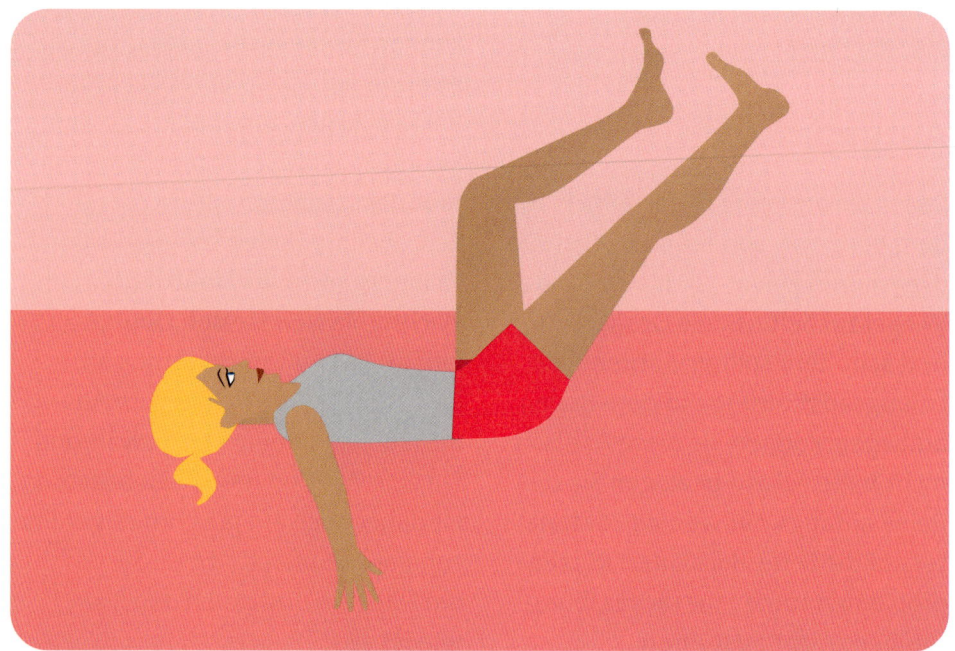

- Ziehen Sie den Bauchnabel bewusst zur Wirbelsäule, und strecken Sie mit dem Ausatmen ein Bein nach vorn oben aus. Senken Sie es aus dieser Position etwas in Richtung Boden ab.
- Bringen Sie das Bein mit dem Einatmen zurück neben das andere.
- Führen Sie die Übung anschließend mit dem anderen Bein aus, sodass Sie eine kleine Tretbewegung in der Luft machen.
- Wiederholen Sie die Übung je Seite 8- bis 10-mal.
- Nach einer kurzen Pause führen Sie 2 weitere Sätze aus.

Variation

Führen Sie die Übung, wie oben beschrieben, aus. Nachdem Sie ein Bein nach vorn oben ausgestreckt und anschließend gestreckt abgesenkt haben, legen Sie mit dem Einatmen die Hände an den Hinterkopf. Die Fingerkuppen sollten hinter den Ohren aufliegen und beide Ellenbogen nach außen zur Seite zeigen. Führen Sie mit dem nächsten Ausatmen einen Crunch aus, indem Sie Ihren Oberkörper nach vorn oben rollen. Mit dem

Hebelwirkung

Senken Sie das nach vorn oben ausgestreckte Bein nur so weit ab, dass Sie sich noch stabil auf der Unterlage halten können. Bedenken Sie die Hebelwirkung durch die Beine: Je größer der Winkel zwischen Oberschenkel und Oberkörper ist, desto intensiver wird die Übung.

Einatmen senken Sie den Oberkörper wieder ab und bringen das Bein neben das andere in die Ausgangsposition zurück.

Aufgepasst

Halten Sie während der Übungsausführung das Becken stabil. Gelingt Ihnen das noch nicht, können Sie die Beine jeweils nur gerade nach oben in Richtung Decke ausstrecken. Das Absenken des Beins am Ende der Tretbewegung sollten Sie dann erst einmal weglassen.

Wichtig: Schieben Sie das Kinn nicht nach vorn, sondern ziehen Sie es nach hinten.

Kosaken-Twist

Übungsablauf

- Setzen Sie sich aufrecht auf den Boden. Strecken Sie beide Beine geschlossen nach vorn aus, die Zehenspitzen sind angezogen.
- Verschränken Sie die Arme vor der Brust. Die rechte Hand liegt auf dem linken Unterarm und umgekehrt.
- Heben Sie die verschränkten Arme auf Schulterhöhe an. Beide Arme

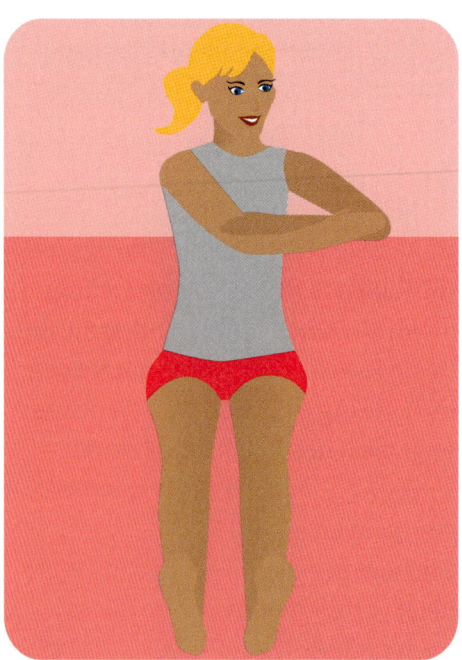

befinden sich parallel zum Boden, die Ellenbogen zeigen rechts und links zur Seite.
- Aktivieren Sie Ihre Bauchmuskulatur, ziehen Sie den Bauchnabel also zur Wirbelsäule. Drehen Sie mit dem Ausatmen den Oberkörper zur rechten Seite. Kehren Sie mit dem Einatmen zurück zur Mitte, und drehen Sie mit dem nächsten Ausatmen Ihren Oberkörper zur linken Seite.
- Drehen Sie Ihren Oberkörper 10-mal zu jeder Seite.
- Führen Sie 3 Sätze aus.
- Erholen Sie sich zwischen den Sätzen, indem Sie beide Füße aufstellen, Ihre Hände in die Kniekehlen legen und den Rücken rund machen. Ziehen Sie hierbei das Kinn zum Brustbein. Der Kopf nähert sich den Knien. Ziehen Sie mit dem Einatmen beide Schulterblätter bewusst auseinander.

Variation

Offener Kosaken-Twist: Etwas anspruchsvoller gestalten Sie die Übung, wenn Sie beide Arme parallel zu den Beinen auf Schulterhöhe nach vorn ausstrecken. Achten Sie weiterhin auf eine aufrechte Sitzhaltung: Das Brustbein ist angehoben, die Schulterblätter ziehen in Richtung Po. Drehen Sie mit dem Ausatmen Ihren Oberkörper zur rechten Seite. Ihre ausgestreckten Arme drehen sich langsam mit.

Wand-Twist: Die Übung wird anstrengender, wenn Sie Ihre Beine mit den Fußsohlen fest gegen eine Wand stemmen, sodass sie gut fixiert sind. Achten Sie darauf, in der Drehbewegung nicht im Oberkörper einzusinken. Sie können diese Übung an der Wand mit verschränkten Armen oder auch mit lang ausgestreckten Armen ausführen.

Hilfsmittel

Die Übung wird anspruchsvoller, wenn Sie ein Handtuch oder Gummiband zwischen Ihren nach vorn zeigenden Händen spannen. Die Hilfsmittel sollten nicht durchhängen. Ziehen Sie die Arme leicht auseinander, ohne den Abstand zwischen ihnen zu verändern, behalten Sie also ihre schulterbreite Position bei. Drücken Sie Ihre Ellenbogen nicht

Geführte Bewegung

Drehen Sie Ihren Oberkörper nicht mit dem Schwung der Arme zur Seite, sondern tatsächlich mit der Kraft Ihrer Bauchmuskulatur. Die Arme folgen dieser Bewegung lediglich – wie die Äste eines Baums.

komplett durch. Führen Sie dann aus dieser Position heraus die Übung, wie oben beschrieben, aus.

Aufgepasst

Behalten Sie Ihre Beine und Füße während der Übung immer geschlossen. Beide Hüftknochen zeigen auch in der Drehbewegung nach vorn. Ihre Halswirbelsäule bleibt in Verlängerung zur Wirbelsäule, und die Schulterblätter ziehen in Richtung Po. Falls Sie die Knie nicht durchstrecken können, lassen Sie diese einfach leicht gebeugt. Eine aufrechte Bewegung des Oberkörpers hat hier unbedingt Vorrang.

Muskelpower

Mit dem „Kleinen Criss-Cross" beanspruchen Sie in erster Linie Ihre äußere und innere schräge Bauchmuskulatur. Das „Brett" schlägt zwei Fliegen mit einer Klappe: Die gerade und quere Bauchmuskulatur werden trainiert, und gleichzeitig wird die Rückenmuskulatur gekräftigt.

Kleiner Criss-Cross

Übungsablauf

- Legen Sie sich auf den Rücken, und heben Sie beide Beine an. Die Knie befinden sich über den Hüftknochen, die Unterschenkel parallel zum Boden.
- Stützen Sie Ihren Kopf, indem Sie Ihre Fingerkuppen hinter den Ohren anlegen, während die Ellenbogen nach rechts und links zur Seite zeigen.
- Rollen sie nun den Oberkörper einige Zentimeter nach vorn oben. Ihr Blick geht dabei diagonal zur Decke.
- Strecken Sie nun das rechte Bein gerade zur Decke hoch, und ziehen Sie gleichzeitig das linke Knie in Richtung Oberkörper.
- Führen Sie den rechten Ellenbogen zeitgleich zum linken Knie, indem

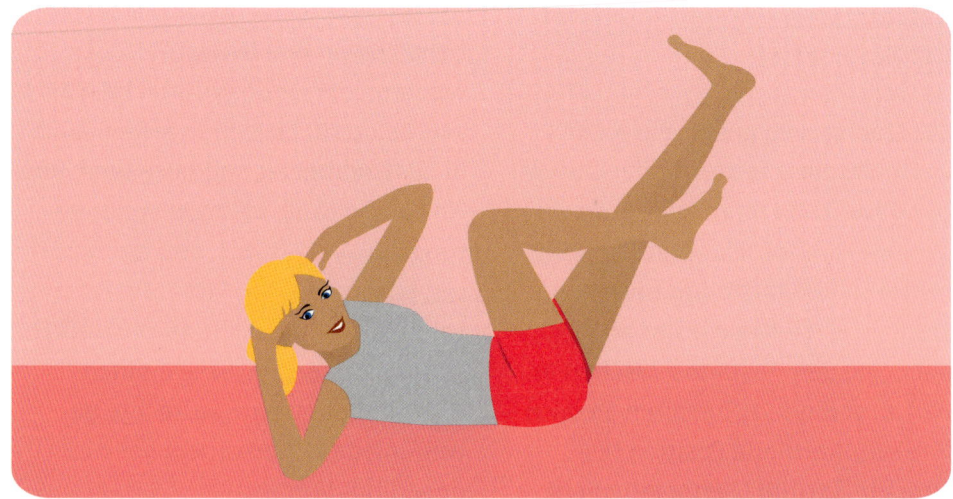

Sie Ihren Oberkörper diagonal aufrollen. Ihr linkes Schulterblatt bleibt
währenddessen auf dem Boden.

- Wechseln Sie die Seite.
- Atmen Sie ruhig und gleichmäßig
weiter. Versuchen Sie, den Bewegungsfluss Ihrer Atmung anzu-
passen: einatmen, rechter Ellenbogen zum linken Knie – ausatmen,
linker Ellenbogen zum rechten
Knie usw.
- Wiederholen Sie die Übung je
Seite 10-mal.
- Verschnaufen Sie anschließend
kurz, indem Sie Ihre Oberschenkel
an den Oberkörper heranziehen und
mit den Armen Ihre Unterschenkel
umklammern. Schaukeln Sie ein
wenig nach rechts und links, um
Ihre Wirbelsäule sanft zu massieren. Lassen Sie auch den Kopf in
beide Richtungen mitschaukeln.
- Führen Sie 2 weitere Sätze aus.

Variation

Wenn Sie sich mit dieser Übung sicher fühlen, dann probieren Sie einmal, Ihr Bein nicht mehr gerade hoch
zur Decke zu strecken, sondern diagonal nach vorn. Dadurch vergrößert

sich die Hebelwirkung. Achten Sie
dabei vermehrt auf Ihre Bauchspannung. Die Bauchdecke darf sich
nicht anheben!

Aufgepasst

Belasten Sie Ihre Halswirbelsäule
nicht durch ein Überstrecken oder
Reißen am Kopf. Behalten Sie einen
etwa faustgroßen Abstand zwischen
Kinn und Brustbein bei. Ihr Blick geht
diagonal zur Decke. Ihre Hände stützen den Kopf nur, nach oben und zur
Diagonalen wird er durch das Aufrollen Ihres Oberkörpers gezogen.

Trainingstipp

Das diagonale Anheben des Oberkörpers ist meist nur eine kleine Bewegung. Nicht der Ellenbogen führt
die Bewegung an, sondern durch das
diagonale Anheben des Oberkörpers
nähert sich Ihr Ellenbogen dem gegenüberliegenden Knie.
Arbeiten Sie mit der Kraft der Bauchmuskulatur, nicht mit Schwung!
Atmen Sie mit dem Aufrollen aus
und mit dem Abrollen wieder ein.
Der Bauchnabel bleibt eingezogen.

Brett

Übungsablauf

- Legen Sie sich auf den Bauch. Stützen Sie beide Ellenbogen unter den Schultern auf. Die Unterarme liegen auf dem Boden.
- Die Beine sind lang ausgestreckt, die Fußballen aufgestellt.
- Sammeln Sie nun die Kraft aus den Bauchmuskeln, und heben Sie Ihren Oberkörper und die Beine vom Boden ab. Nur noch die Fußballen und die Unterarme berühren den Boden.
- Ihre Rückseite bildet vom Kreuzbein bis zur Halswirbelsäule eine gerade Linie. Behalten Sie die natürliche Doppel-S-Form der Wirbelsäule bei.
- Ziehen Sie beide Schulterblätter in Richtung Po und den Hinterkopf weg von den Schultern. Der Blick geht in Richtung Boden.
- Atmen Sie gleichmäßig weiter, und halten Sie diese Position 10 Sekunden lang.
- Erholen Sie sich kurz, indem Sie Ihren Oberkörper wieder ablegen. Die Stirn ruht auf Ihren Händen. Atmen Sie tief in Ihre Schulterblätter ein.
- Nach 10 bis 20 Sekunden Erholungsphase wiederholen Sie die Übung noch 2-mal.

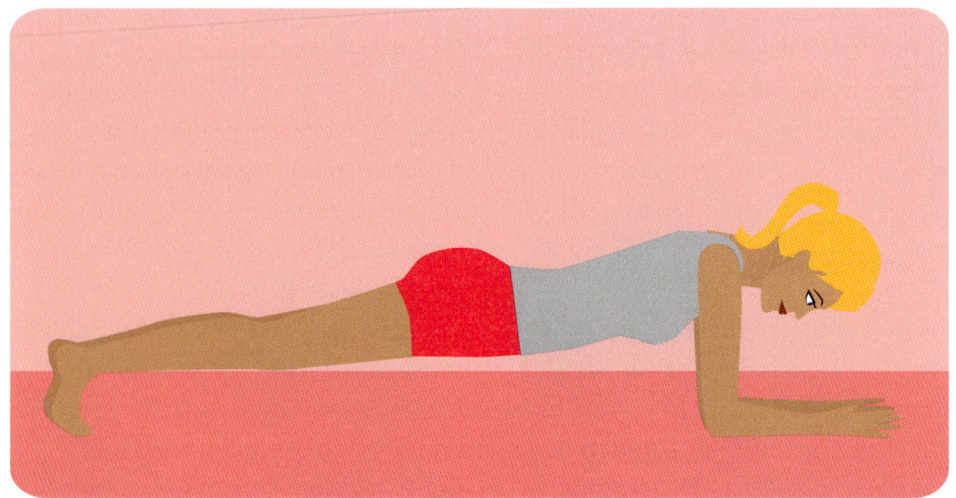

Variation

Pendeln: Diese Variation gestaltet die Übung raffinierter. Verlagern Sie das Gewicht im Wechsel einmal mehr auf den rechten, einmal mehr auf den linken Unterarm. Halten Sie hierbei jede Position jeweils 5 Sekunden lang.

Kurzes Brett: Leichter wird die Übung, wenn Sie nicht Ihre ganzen Beine, sondern lediglich die Oberschenkel vom Boden abheben. Gehen Sie hierfür in die Ausgangsposition, und drücken Sie beide Knie fest in den Boden. Gleichzeitig heben Sie Ihren Oberkörper und die Oberschenkel vom Boden ab. Unterschenkel, Fußballen und Unterarme behalten weiterhin Bodenkontakt. Ihr Nacken ist ganz lang, der Blick geht zum Boden.

Hilfsmittel

Die Übung wird anspruchsvoller, wenn Sie sich mit Ihrem Unterarm auf einer zusammengerollten Decke oder einer Nackenrolle abstützen. Durch die Instabilität wird Ihre Tiefenmuskulatur noch mehr gefordert,

Knieschutz

Bei Knieproblemen sollten Sie ein zusammengefaltetes Handtuch unter die Knie legen. Das verringert den Druck auf die Kniescheiben.

und Sie trainieren gleichzeitig Ihre Koordination und Gleichgewichtsfähigkeit.

Aufgepasst

Reicht die Stützkraft in den Armen und im Schultergürtel nicht aus, werden die Schulterblätter nach oben herausgedrückt. Wenn Sie dies am Anfang noch nicht vermeiden können, dann halten Sie die Position etwas kürzer als 10 Sekunden. Hängen Sie also nicht durch! Stützen Sie Ihren Oberkörper aus den Schultern heraus. Ihr Rücken bleibt gerade. Wichtig: Atmen Sie in der statischen Stützposition gleichmäßig und ruhig weiter. Denn nur eine gut mit Sauerstoff versorgte Muskulatur kann effektiv arbeiten.

Balance & Kraft

Die Übungen „Schwebesitz" und „Seitheben" versprechen neue Trainingsreize, da die Bewegungsabläufe je nach Trainingszustand meist unbekannt bzw. ungewohnt sein können. Geben Sie daher nicht gleich auf, wenn Ihnen die Ausführung schwerfällt. Bei regelmäßigem Training werden Sie rasch Fortschritte bemerken.

Schwebesitz

Übungsablauf

- Setzen Sie sich aufrecht auf den Boden, und stützen Sie sich mit den Händen weit hinter dem Po ab. Ihr Oberkörper neigt sich gerade nach hinten. Die Finger zeigen nach hinten.
- Ihre Beine sind angewinkelt, die Füße etwa hüftbreit aufgestellt.
- Aktivieren Sie Ihre Bauchmuskulatur, und ziehen Sie den Bauchnabel zur Wirbelsäule.

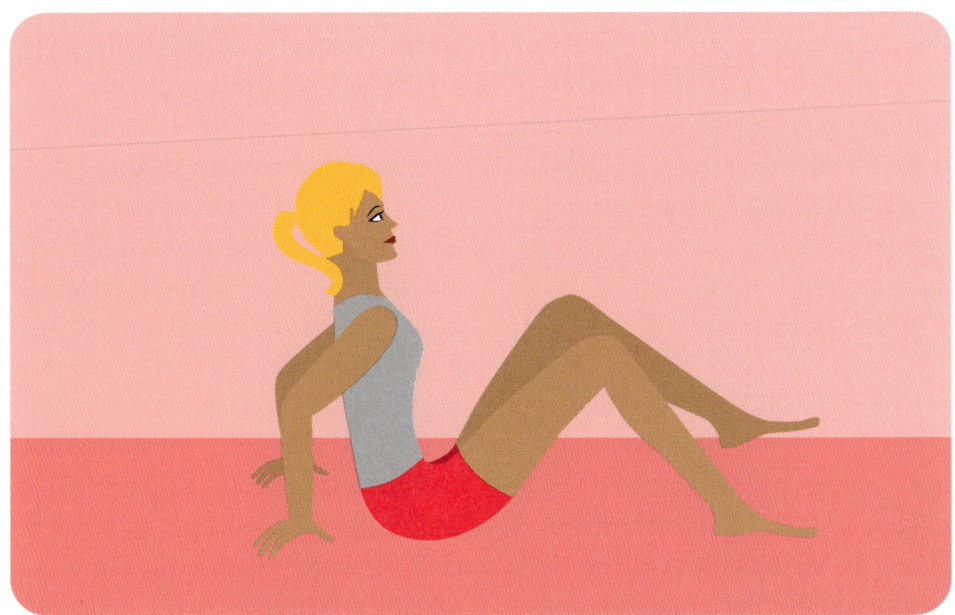

- Heben Sie ein Bein an. Es bleibt gebeugt. Spüren Sie hier schon eine große Anspannung in Bauch- und Rückenmuskulatur, dann halten Sie nur dieses Bein 5 bis 10 Sekunden lang angehoben.
- Senken Sie es langsam wieder ab, und führen Sie die Übung mit dem anderen Bein durch.
- Fühlen Sie sich in Ihrer Rumpfmuskulatur stark genug, können Sie zu dem ersten Bein auch das andere Bein anheben.
- Halten Sie diese Position 5 bis 10 Sekunden, und senken Sie anschließend ein Bein nach dem anderen wieder ab.
- Erholen Sie sich kurz, indem Sie Ihre Stirn auf den Knien ablegen, Ihre Beine mit den Armen umfassen und Ihren Rücken ganz rund machen. Ziehen Sie die Schulterblätter auseinander.
- Führen Sie insgesamt 3 Sätze durch.

Variation

Versuchen Sie, während der Übung beide Arme vom Boden zu lösen und nach vorn in Schulterhöhe auszustrecken. Drehen Sie die Handflächen dabei nach oben.

Zitternder Bauch

Zittert die Bauchmuskulatur während der Übung? Kein Grund zur Beunruhigung, das ist ein gutes Zeichen!

Hilfsmittel

Mit einem kleinen Kissen, einem nicht ganz aufgeblasenen Luftballon oder einem kleinen Ball können Sie zusätzlich Ihre Bein- und Beckenbodenmuskulatur trainieren. Drücken Sie während der Übungsausführung das Hilfsmittel sanft mit Ihren Knien zusammen.

Aufgepasst

Halten Sie Ihren Rücken gerade! Das Brustbein bleibt angehoben, die Schultern ziehen nach unten. Atmen Sie ruhig und gleichmäßig. Die Bauchdecke darf während der Halteposition nicht herauskommen!

Seitheben

Übungsablauf

- Legen Sie sich auf die Seite. Die Beine sind in Verlängerung zum Oberkörper lang ausgestreckt, der Kopf ruht auf dem unteren Arm.
- Sie können sich mit dem oberen Arm vor dem Körper abstützen.
- Sammeln Sie die ganze Kraft aus Ihrem Bauchzentrum, und heben Sie mit dem Ausatmen beide Beine gleichzeitig wenige Zentimeter vom Boden ab.
- Senken Sie beide Beine mit dem Einatmen wieder ganz langsam ab.
- Stellen Sie sich vor, unter Ihren Beinen würden rohe Eier liegen.

Bei einem zu starken Aufkommen würden alle Eier kaputt gehen.
- Wiederholen Sie das Anheben 10-mal, und wechseln Sie anschließend die Seite.
- Während die eine Seite trainiert wird, kann sich die andere Seite entspannen.
- Führen Sie 3 Sätze mit jeweils 10 Wiederholungen pro Seite aus.

Variation

Heben Sie mit dem Ausatmen beide Beine an. Bleiben Sie in dieser Position, während Sie gleichmäßig und langsam 2 bis 3 Atemzüge lang weiteratmen. Senken Sie anschließend beide Beine ganz langsam wieder ab.

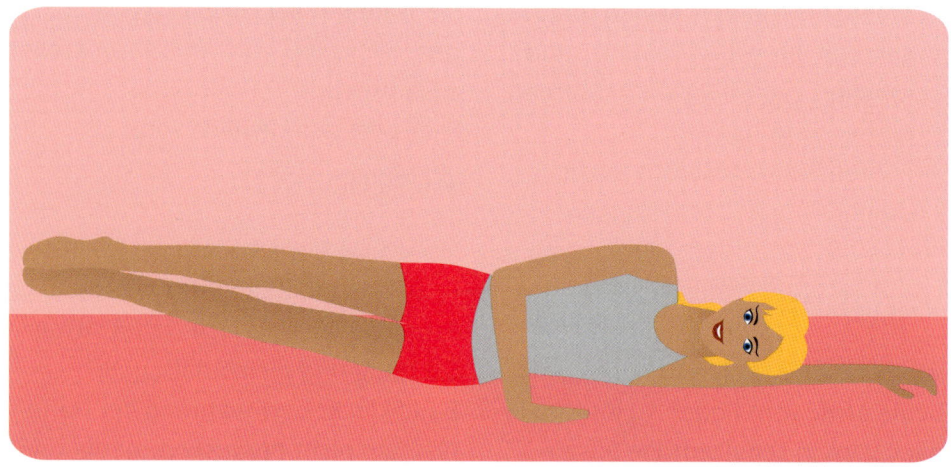

Wiederholen Sie die Übung insgesamt 5-mal, und wechseln Sie dann die Seite. Zwischendurch können Sie eine Pause von 10 bis 20 Sekunden einlegen

Hilfsmittel

Falls Sie in der Seitlage mit abgelegtem Kopf Probleme mit der Nackenmuskulatur haben oder ein unangenehmes Gefühl im Nacken- und Halsbereich spüren, dann legen Sie zwischen Oberarm und Ohr ein zusammengefaltetes Handtuch. Dadurch wird Ihr Nacken nicht so stark überstreckt. Bei schmerzhaftem Druck auf Ihren Rollhügel können Sie sich ein zusammengefaltetes Handtuch als Polsterung unterlegen.

Aufgepasst

Weichen Sie mit Ihrem Oberkörper oder der Hüfte weder nach vorn noch nach hinten aus. Die Hüftknochen und Schultergelenke sollten sich immer senkrecht übereinander befinden. Stellen Sie sich vor, sie würden an einer Wand liegen. Arbeiten Sie mit der Kraft der Bauchmuskulatur,

Schöne Taille

Diese Übung trainiert vor allem Ihre seitliche Bauchmuskulatur, wodurch Ihre Taille gestrafft und geformt wird. Anfangs mag Ihnen das „Seitheben" vielleicht schwer erscheinen, aber mit etwas Übung lernt Ihr Körper den Bewegungsablauf kennen, und Sie werden keinerlei Probleme mehr damit haben.

nicht mit Schwung! Der Bauchnabel bleibt während der gesamten Übung eingezogen.

Wichtig: Halten Sie auch in der Seitlage Ihren Nacken lang. Ziehen Sie das Kinn nicht zum Brustbein. Der Blick geht gerade nach vorn.

Vergessen Sie bei der Variation nicht, weiterzuatmen, während Sie die Spannung halten. Vermeiden Sie eine Pressatmung. Passen Sie den Bewegungsablauf am besten an Ihren Atemrhythmus an. Sie merken, dass Sie falsch atmen, wenn sich Ihr Gesicht rot verfärbt.

Easy Work-out

Die Übung „Knöchel greifen" strafft Ihre Taille, die Übung „Bauch-Shaker" aktiviert die tiefen Schichten Ihrer Bauchmuskulatur. Beide Übungen sind leicht ausführbar.

Knöchel greifen

Übungsablauf

- Legen sie sich auf den Rücken, die Füße sind aufgestellt, die Fersen fest in den Boden gedrückt.

- Stützen Sie mit der linken Hand Ihren Kopf, indem Sie die Fingerkuppen hinter dem Ohr anlegen. Der linke Ellenbogen zeigt zur Seite nach außen.
- Den rechten Arm strecken Sie lang neben Ihrem Körper aus, die Handfläche zeigt nach innen.
- Rollen Sie nun den Oberkörper etwas nach oben, bis Ihre Schulterblätter mindestens zur Hälfte angehoben sind.
- Neigen Sie Ihren Oberkörper langsam zur Seite Ihres langen Arms, als wollten Sie mit dieser Hand Ihren rechten Fußknöchel erreichen – daher auch der Name der Übung. Atmen Sie dabei aus.

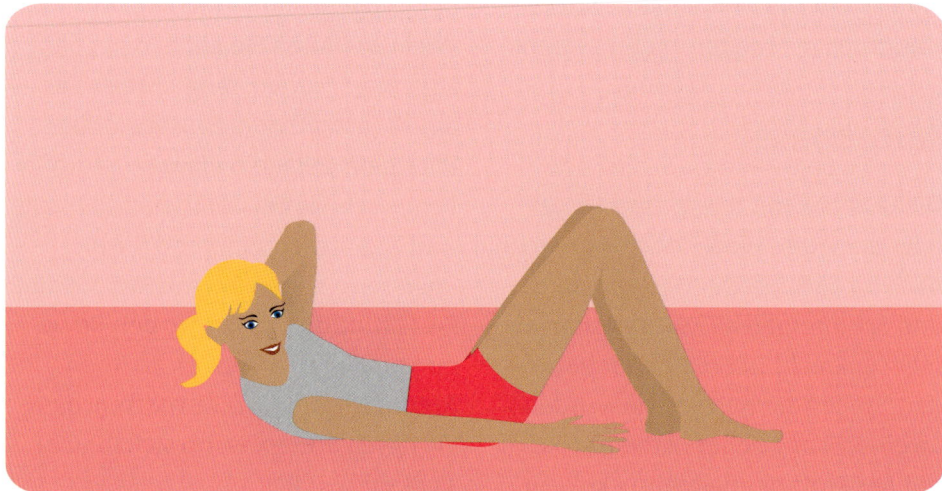

- Bringen Sie Ihren Oberkörper genauso langsam wieder in die Ausgangsposition zurück. Atmen Sie dabei ein.
- Führen Sie die Übung in 3 Sätzen mit jeweils 10 Wiederholungen pro Seite aus. Zwischen den Sätzen können Sie jeweils eine kurze Verschnaufpause von 10 bis 20 Sekunden einlegen.

Variation

Neigen Sie Ihren Oberkörper mit dem Ausatmen zur Seite, als wollten Sie mit der Hand Ihren Fußknöchel erreichen. Behalten Sie diese Position bei, und wippen Sie hier in 10 ganz kleinen Bewegungen nach. Atmen Sie gleichmäßig weiter. Mit dem Einatmen kehren Sie in die Ausgangsposition zurück und wechseln anschließend die Seite. Führen Sie je Seite 4 Wiederholungen aus. Sie können zwischen den Seitenwechseln jederzeit eine kleine Pause einlegen.

Aufgepasst

Die Bewegung wird immer knapp über dem Boden ausgeführt. In der

Kiefer lockern

Pressen Sie während der Übung nicht die Zähne aufeinander, sondern lassen Sie Ihren Kiefer ganz locker. Achten Sie auch einmal im Alltag darauf, ob Sie in bestimmten Stresssituationen unbewusst den Kiefer anspannen und die Zähne zusammenbeißen. Wenn man sich derartig angeeignete Fehlverhaltensmuster bewusst macht, kann man diese auch leichter wieder abschaffen.

Wirbelsäule erfolgt keine Drehbewegung, sondern lediglich eine Seitneigung. Zwischen Kinn und Brustbein sollte ein etwa faustgroßer Abstand beibehalten werden. Arbeiten Sie allein mit der Kraft Ihrer Bauchmuskulatur, nicht mit Schwung! Die Bewegungen gehen fließend ineinander über. Atmen Sie bei Anspannung aus und beim Lösen der Spannung wieder ein.

Bauch-Shaker

Übungsablauf

- Stellen Sie sich aufrecht hin. Die Füße sind hüftbreit positioniert.
- Legen Sie Ihre Handflächen vor dem Brustbein aneinander. Die Ellenbogen zeigen jeweils rechts und links nach außen.
- Ziehen Sie bewusst die Schulterblätter in Richtung Po und den Bauchnabel zur Wirbelsäule.

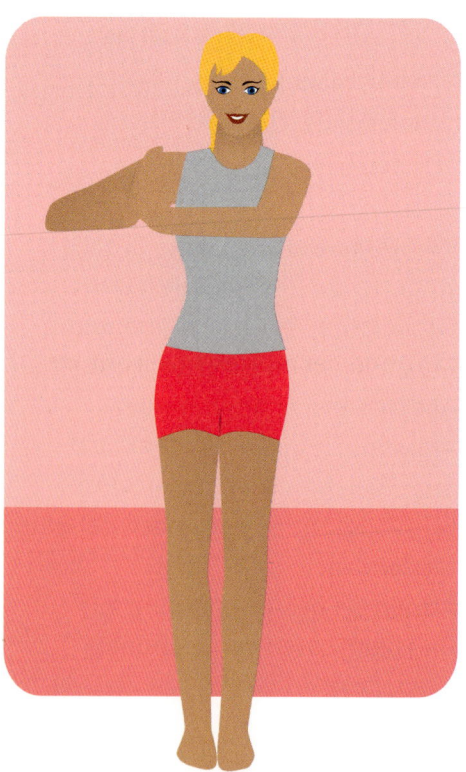

- Spannen sie die Bauchmuskeln an. Führen Sie nun blitzschnell beide Arme in gleichbleibender Höhe abwechselnd nach rechts und links. Stellen Sie sich vor, sie hätten einen Shaker zwischen Ihren Handflächen, den Sie nur nach rechts und links schütteln dürfen.
- Führen Sie diese Bewegung so schnell wie möglich aus. Versuchen Sie dabei, Ihr Becken ganz stabil zu halten. Für diese Stabilisation ist Ihre Rumpfmuskulatur verantwortlich.
- Atmen Sie während der schnellen Bewegung gleichmäßig weiter.
- Beginnen Sie mit einer Schüttelphase von 10 Sekunden, und versuchen Sie, sich nach und nach zu steigern.
- Sie können die Übung mehrere Male mit kleinen Verschnaufpausen dazwischen ausführen.

Variation

Stellen Sie sich aufrecht in hüftbreiter Position hin. Ihre Arme befinden sich lang ausgestreckt neben dem Körper. Ziehen Sie beide Hände noch etwas mehr in Richtung Füße, um so die Schulterblätter gleichzeitig besser zu fixieren.

Die Handflächen zeigen nach hinten. Beginnen Sie nun, ganz schnell mit angespannten Armen im Wechsel zu paddeln. Versuchen Sie, Ihr Becken dabei ganz stabil zu halten. Nach 10 Sekunden können Sie eine kleine Verschnaufpause einlegen. Wiederholen Sie die Übung weitere 3- bis 4-mal.

Hilfsmittel

Sie können die Übung auch auf einem Stuhl oder Hocker aufrecht sitzend durchführen. Achten Sie darauf, dass Ihre Fersen unter den Knien oder weiter vorn aufgestellt sind, um einen spitzen Winkel in den Kniegelenken zu vermeiden.

Spüren Sie beide Sitzbeinhöcker auf der Sitzfläche. Behalten Sie die aufrechte Körperhaltung während der Übung bei.

Aufgepasst

Der menschliche Körper will es sich in jeder Situation so einfach wie möglich machen. Durch diese explosiven

Rückentraining

Mit dieser Übung aktivieren Sie gleichzeitig Ihre Rückenmuskulatur. Sollten Sie also in den darauffolgenden Tagen Schmerzen im Rücken spüren, handelt es sich dabei vermutlich um Muskelkater. Nur wenn die Schmerzen nicht wieder nachlassen, sollten Sie vorsichtshalber einen Arzt oder Physiotherapeuten aufsuchen, um der Sache auf den Grund zu gehen.

Bewegungen entsteht eine kleine Stresssituation im Körper. Er sucht sich eine Ausweichhaltung, um den Stress zu verringern. Beobachten Sie daher Ihre Körperhaltung aufmerksam, und behalten Sie die korrekte Position bei. Vermeiden Sie es z. B., Ihre Schultern nach oben zu ziehen. Ihr Oberkörper sollte außerdem nicht nach vorn oder zur Seite ausweichen.

Bleiben Sie in der Körpermitte ganz stabil. Spannen Sie die ganze Zeit über Ihre Bauchmuskulatur an.

Crunches – mal anders

Mit der Übung „Schmetterling" trainieren Sie die gerade Bauchmuskulatur, mit dem „Winkel-Crunch" die schrägen Bauchmuskeln. In dieser Kombination kommen Sie dem Ziel einer gut trainierten Bauchmuskulatur schnell näher.

Schmetterling

Übungsablauf

- Legen Sie sich auf den Rücken, die Füße sind aufgestellt.
- Legen Sie die Fußsohlen aneinander, und lassen Sie die Knie rechts und links nach außen fallen.
- Stützen Sie Ihren Kopf, indem Sie Ihre Fingerkuppen hinter den Ohren anlegen. Die Ellenbogen zeigen nach rechts und links zur Seite.
- Rollen Sie nun den Oberkörper einige Zentimeter nach vorn oben. Ihr Blick geht während der Bewegung diagonal zur Decke.

- Senken Sie anschließend im gleichen langsamen Tempo den Oberkörper wieder ab, ohne ihn ganz abzulegen.
- Führen Sie diese Übung in 3 Sätzen mit jeweils 10 Wiederholungen aus. Zwischen den Sätzen können Sie jeweils eine kurze Verschnaufpause von 10 bis 20 Sekunden einlegen.

Variation

Falls Ihre Halsmuskulatur stark genug ist, können Sie Ihre Handflächen von innen gegen die Oberschenkel legen und sie mit dem Aufrollen des Oberkörpers gegen die Oberschenkelinnenseiten drücken. Halten Sie diese Position wenige Atemzüge lang, und senken Sie anschließend den Oberkörper möglichst langsam wieder ab, ohne ihn ganz abzulegen. Wiederholen Sie diese Übung 5- bis

10-mal. Nach einer kurzen Pause führen Sie 2 weitere Sätze aus.

Hilfsmittel

Falls es Ihnen Probleme bereitet, Ihre Hände während der Übung hinter den Ohren zu halten, können Sie ein Handtuch als Hängematte für Ihren Kopf verwenden. Falten Sie hierfür ein Handtuch etwa eine Handbreit zusammen, und legen Sie es unter Ihren Kopf. Nun können Sie mit beiden Händen rechts und links neben den Ohren nach dem Handtuch greifen und dieses ein wenig anheben, bis Ihr Kopf davon getragen wird. Ihre Arme bilden eine U-Form mit einem Winkel von mindestens 90 Grad zwischen Ober- und Unterarm. Diese Position behalten Sie während der Übungsausführung bei.

Aufgepasst

Belasten Sie Ihre Halswirbelsäule nicht durch ein Überstrecken oder Reißen am Kopf. Behalten Sie während der Übungsausführung einen etwa faustgroßen Abstand zwischen Kinn und Brustbein bei. Mit den Händen stützen Sie Ihren Kopf nur, nach oben wird er durch das Aufrollen Ihres Oberkörpers gezogen!

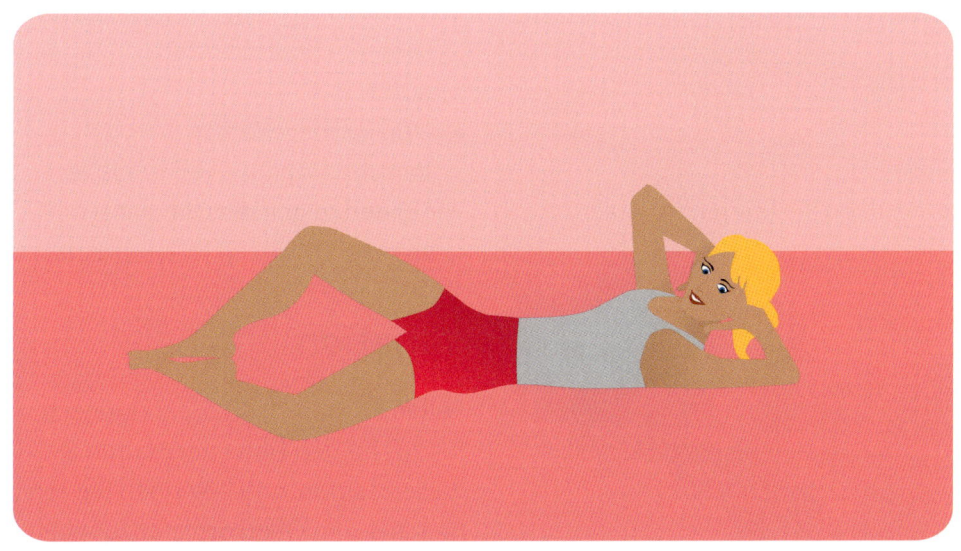

Winkel-Crunch

Übungsablauf

- Legen Sie sich auf den Rücken, die Füße sind aufgestellt.
- Lassen Sie nun beide Knie zur rechten Seite fallen. Zwischen Oberkörper und Oberschenkel entsteht ein 90-Grad-Winkel.
- Ihre Füße bleiben in Verlängerung zur Wirbelsäule fest auf dem Boden liegen.
- Stützen Sie Ihren Kopf, indem Sie Ihre Fingerkuppen hinter den

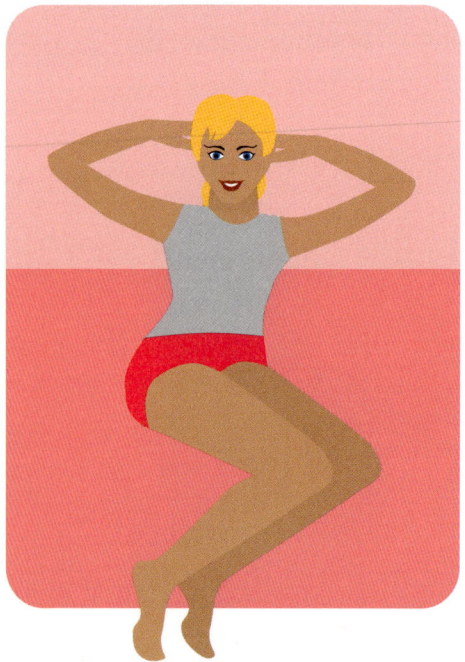

Ohren anlegen, während die Ellenbogen nach rechts und links zur Seite zeigen.
- Rollen Sie nun den Oberkörper möglichst langsam einige Zentimeter gerade nach vorn oben. Ihr Blick geht während der Bewegung diagonal zur Decke.
- Senken Sie anschließend im gleichen langsamen Tempo den Oberkörper wieder ab, ohne ihn ganz abzulegen.
- Wiederholen Sie die Übung 10-mal.
- Legen Sie anschließend Oberkörper und Kopf wieder ganz ab, und lassen Sie beide Knie zur linken Seite fallen. Führen Sie auf dieser Seite ebenfalls 10 Wiederholungen durch.
- Nun können Sie sich eine kleine Verschnaufpause von 10 bis 20 Sekunden gönnen, um dann mit 2 weiteren Sätzen fortzufahren.

Variation

Rollen Sie den Oberkörper nur noch bis zur halben Höhe auf. Halten Sie diese Position, und beginnen Sie von hier aus, den Oberkörper anzuheben und zu senken. Wiederholen Sie die Übung 10-mal. Ziehen Sie den Bauchnabel fest zur Wirbelsäule. Anschließend senken Sie den Oberkörper wieder langsam ab und wechseln die Seite.

Hilfsmittel

Falls es Ihnen an Beweglichkeit mangelt und Sie Ihre beiden Knie nicht bequem zur Seite ablegen können, legen Sie ein Kissen oder einen Ball als kleine Stütze unter die Knie.

Aufgepasst

Belasten Sie Ihre Halswirbelsäule nicht durch ein Überstrecken oder Reißen am Kopf. Behalten Sie während der Übungsausführung einen etwa faustgroßen Abstand zwischen Kinn und Brustbein bei. Mit den Händen stützen Sie den Kopf nur, nach oben wird er durch das Aufrollen Ihres Oberkörpers gezogen. Arbeiten Sie nicht mit Schwung! Reicht die Kraft nicht mehr aus, dann verringern Sie die Anzahl der Wiederholungen oder Sätze. Qualität geht vor Quantität!

Trainingstipp

Falls es Ihnen schwerfällt, beide Knie zur Seite abzulegen, können Sie Ihre Beweglichkeit durch ein kleines Stretchingprogramm für Ihren gesamten Rücken trainieren. Setzen Sie sich dafür auf den Boden, legen Sie die Fußsohlen aneinander, und lassen Sie die gebeugten Knie nach außen fallen. Kippen Sie Ihr Becken so weit wie möglich nach vorn, und legen Sie Ihre Hände mindestens neben den Füßen ab. Beugen Sie Ihren Rücken langsam, bis Sie ein leichtes Ziehen entlang der Wirbelsäule wahrnehmen. Ziehen Sie gleichzeitig Ihre Schulterblätter auseinander.

Ungleiche Muskelkraft

Ist die schräge Bauchmuskulatur nicht auf beiden Seiten gleich stark? Dann sollten Sie die schwächere Seite intensiver trainieren, bis beide Seiten die gleiche Anzahl an Wiederholungen schaffen.

Boxwork-out

Die nachfolgenden Übungen werden auch im Boxtraining verwendet. Sie trainieren die gesamte Bauchmuskulatur. Der „Horizontalstütz" kräftigt neben Ihrer Bauchmuskulatur auch intensiv Ihre Schulter- und Rückenmuskeln.

Boxtraining

Wenn Sie sich mit der Übung sicher fühlen, können Sie das Strecken Ihrer Arme auch explosionsartiger ausführen – eben wie ein klassischer „Jab" oder auch „Punch" im Boxen.

Weaving

Übungsablauf

- Nehmen Sie den aufrechten Stand ein. Stellen Sie Ihre Füße weiter als schulterbreit auf. Füße und Knie zeigen jeweils leicht nach außen.
- Beugen Sie die Knie etwas, und winkeln Sie die Arme vor dem Oberkörper an.
- Nehmen Sie die klassische Boxerhaltung ein: Bilden Sie zwei Fäuste, und halten Sie diese rechts und links neben Ihrem Kinn. Ihre Finger zeigen zum Gesicht, die Ellenbogen nach unten.
- Schieben Sie nun Ihren Oberkörper aus der Hüfte heraus zur rechten Seite, als wollten Sie einem Faust-

hieb Ihres Gegenübers ausweichen. Knicken Sie nicht seitlich ein, und achten Sie darauf, dass beide Schultern immer auf einer Höhe bleiben. Halten Sie Ihren Rücken gerade.
- Kehren Sie mit dem Einatmen zurück zur Mitte, und wechseln Sie mit dem nächsten Ausatmen fließend zur linken Seite.
- Führen Sie 3 Sätze mit jeweils 10 Wiederholungen je Seite aus.

Variation

Nehmen Sie die Ausgangsposition, wie in der Grundübung beschrieben, ein. Strecken Sie Ihren linken Arm auf Schulterhöhe nach vorn, während sie Ihren Oberkörper nach rechts schieben. Atmen Sie dabei aus. Kehren Sie mit der Einatmung zurück zur Mitte, um mit der Ausatmung fließend zur linken Seite zu wechseln. Strecken Sie nun Ihren rechten Arm auf Schulterhöhe nach vorn. Die Finger sind am Ende der Streckung nach unten gedreht. Lassen Sie Ihre Ellenbogen nicht „einrasten", sie sollten während der gesamten Übung leicht gebeugt bleiben.

Hilfsmittel

Zur Steigerung der Intensität können Sie in jeder Hand eine mit Wasser oder Sand gefüllte 0,5-Liter-Flasche halten. Dadurch trainieren Sie Ihre Arm-, Brust- und Schultermuskulatur verstärkt mit. Aber auch die Rumpfstabilität wird mehr gefordert, wodurch sich wiederum Ihre Bauchmuskulatur besonders anstrengen muss.

Aufgepasst

Führen Sie die Bewegung nicht mit Schwung, sondern mit der Kraft Ihrer Bauchmuskulatur aus. Trainieren Sie die Übung zunächst langsam, bis Sie sich mit der Bewegungsfolge ganz sicher sind.

Trainingstipp

Nach Ausführung der Variation mit Hilfsmittel ist ein Stretching der Brustmuskulatur angenehm. Gehen Sie dafür in den Vierfüßlerstand, strecken Sie Ihre Arme allerdings weit nach vorn in Verlängerung des Rückens aus. Stützen Sie sich mit Ihren Unterarmen und Händen auf. Die Stirn ruht auf dem Boden. Ober- und Unterschenkel bilden einen rechten Winkel. Spüren Sie die Dehnung Ihrer Brust.

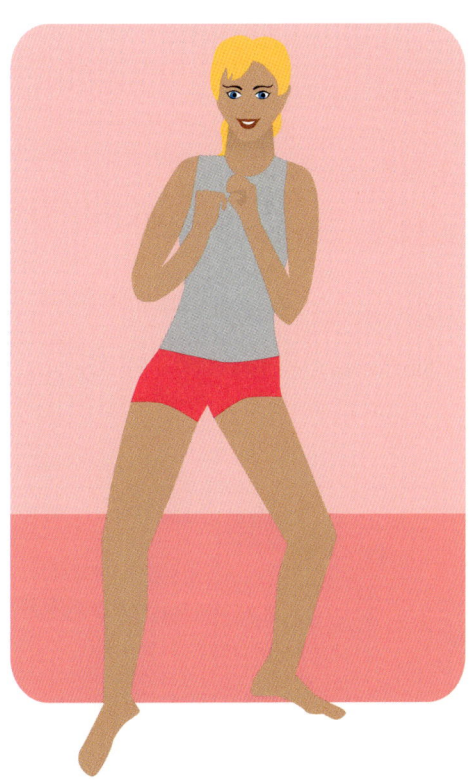

Horizontalstütz

Übungsablauf

- Gehen Sie in den Vierfüßlerstand.
- Sammeln Sie nun Ihre ganze Kraft aus den Bauchmuskeln, strecken Sie ein Bein nach dem anderen lang nach hinten aus, und stellen Sie die Fußballen hüftbreit auf.
- Der Blick geht in Richtung Boden, halten Sie den Nacken lang.
- Ihre Rückseite bildet vom Kreuzbein bis zur Halswirbelsäule eine gerade Linie. Atmen Sie gleichmäßig weiter, und halten Sie die Position 10 Sekunden.
- Erholen Sie sich kurz, indem Sie wieder in den Vierfüßlerstand zurückkehren und Ihren Po nach hinten auf die Fersen absetzen. Legen Sie Ihre Stirn zwischen den lang ausgestreckten Armen auf den Boden ab. Atmen Sie tief in Ihre Flanken ein.
- Nach 10 bis 20 Sekunden Erholungsphase wiederholen Sie die Übung noch 2-mal.

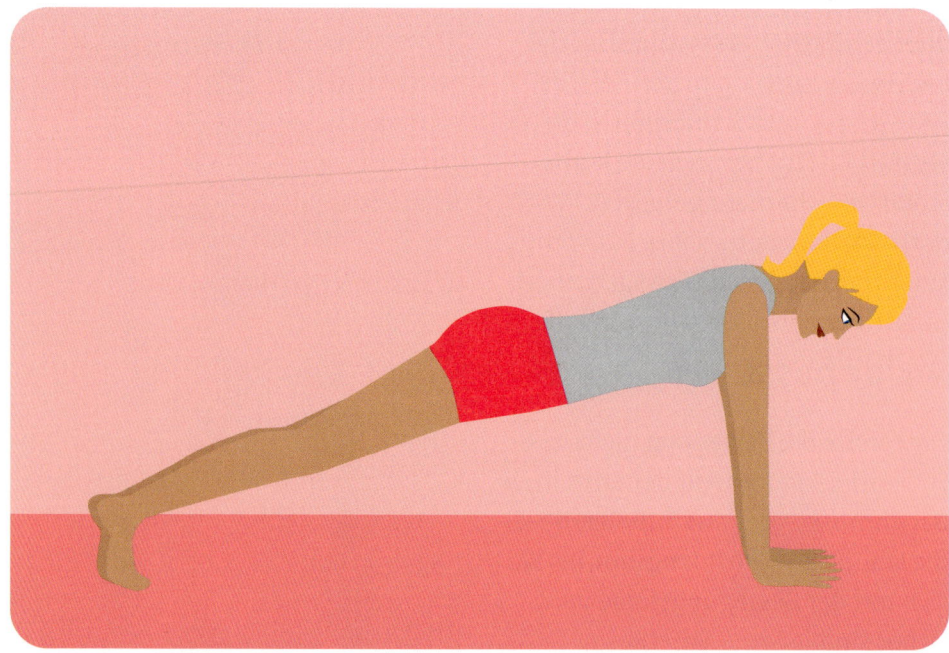

Atmung

Halten Sie im Liegestütz nicht die Luft an, sondern atmen Sie gleichmäßig und ruhig weiter. Denn nur eine gut mit Sauerstoff versorgte Muskulatur kann effektiv arbeiten.

Variation

Nehmen Sie die in der Grundübung beschriebene Horizontalstützposition ein. Heben Sie mit dem Ausatmen den rechten Fuß wenige Zentimeter vom Boden ab. Halten Sie dabei das Bein gestreckt. Atmen Sie ein, und senken Sie mit dem nächsten Ausatmen den Fuß wieder langsam ab. Wiederholen Sie die Übung mit dem anderen Bein. Versuchen Sie, pro Seite 5 Wiederholungen zu schaffen. Legen Sie eine kleine Verschnaufpause ein, und führen Sie anschließend 2 weitere Sätze aus.

Hilfsmittel

Die Übung wird anspruchsvoller, wenn Sie sich mit Ihren Händen auf einer zusammengerollten Decke oder Nackenrolle abstützen. Durch die Instabilität wird Ihre Tiefenmuskulatur noch mehr gefordert, und Sie trainieren gleichzeitig Ihre Koordination und Gleichgewichtsfähigkeit. Achten Sie dabei auf Stabilität in den Handgelenken.

Aufgepasst

Bleiben Sie während der Übung in Ihren Schultern und im Becken stabil. Hängen Sie nicht durch! Ihr Rücken ist gerade. Reicht die Stützkraft in den Armen und im Schultergürtel nicht mehr aus, werden die Schulterblätter oft nach oben herausgedrückt. Können Sie diese Fehlhaltung am Anfang noch nicht vermeiden, dann bleiben Sie etwas kürzer als 10 Sekunden in dieser Position.

Trainingstipp

Falls Sie Probleme mit den Handgelenken haben, können Sie die Übung mit aufgestützten Fäusten ausprobieren. Falls der Druck auf die Fäuste zu schmerzhaft ist, können Sie auch auf einer weichen Unterlage trainieren.

Tiefenkraft

Mit dem „Bauchaufzug" trainieren Sie Ihre gerade Bauchmuskulatur dynamisch, mit dem „Viererzug" statisch. Je nach Ausführung kräftigen Sie mit der zweiten Übung mehr die gerade, die schräge oder die quere Bauchmuskulatur.

Bauchaufzug

Übungsablauf

- Setzen Sie sich aufrecht auf den Boden, und legen Sie die Hände in die Kniekehlen Ihrer angewinkelten Beine. Die Ellenbogen zeigen nach außen.
- Die Füße sind hüftbreit aufgestellt. Spüren Sie beide Steißbeinhöcker gleichmäßig auf dem Boden.
- Aktivieren Sie Ihre Bauchmuskulatur, und ziehen Sie den Bauchnabel zur Wirbelsäule.
- Ziehen Sie das Kinn zum Brustbein, und werden Sie im Rücken ganz rund.
- Kippen Sie das Becken nach hinten, und beginnen Sie eine kontrollierte Abrollbewegung. Rollen Sie sich langsam, Wirbel für Wirbel, in die

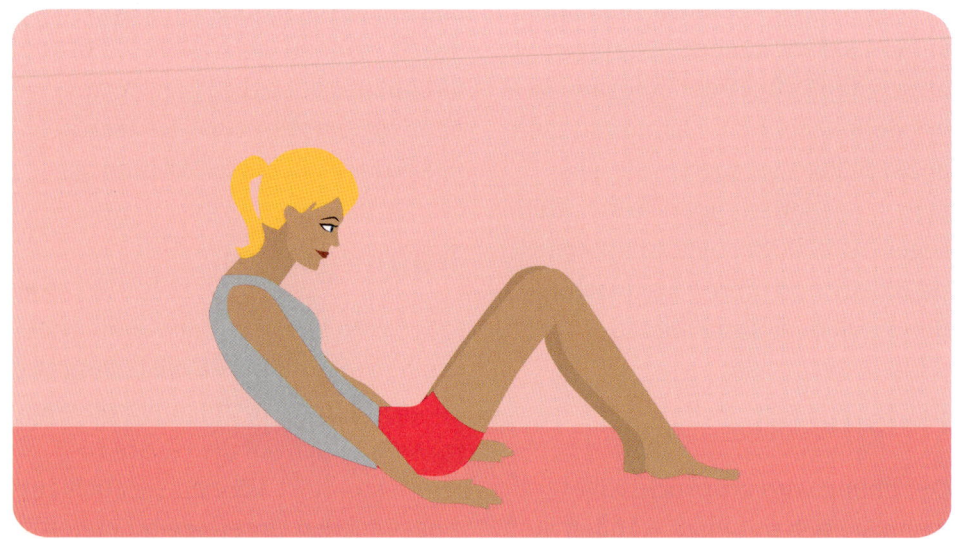

Rückenlage ab. Am Ende der Bewegung legen Sie auch den Kopf ab.

- Die Füße bleiben währenddessen, wie festgesaugt, in ihrer Ausgangsposition.
- Ihre Hände folgen der Bewegung, indem Sie neben den Oberschenkeln mitgleiten.
- Rollen Sie anschließend in umgekehrter Reihenfolge wieder hoch: Ziehen Sie zuerst das Kinn zum Brustbein, heben Sie dann Kopf und Schulterblätter vom Boden ab, und rollen Sie schließlich Wirbel für Wirbel langsam nach oben in den aufrechten Sitz.
- Wiederholen Sie das Ab- und Aufrollen 10-mal.
- Passen Sie die Bewegung Ihrem Atemfluss an. Atmen Sie während der Bewegung aus und am Ende der Bewegung ein.
- Erholen Sie sich anschließend, indem Sie sich mit Ihren Händen hinter dem Po abstützen und den Oberkörper an die Oberschenkel lehnen. Drücken Sie beide Hände in den Boden, um die Last von der Wirbelsäule zu nehmen. Ziehen Sie beide Schulterblätter in Richtung Po.

Für Ungeübte

Falls Ihnen die Übung zu schwierig ist, können Sie sich unterstützend an den Oberschenkeln festhalten.

Variation

Freihändig: Führen Sie die Übung ohne Unterstützung der Hände durch. Halten Sie die Arme auf Schulterhöhe nach vorn ausgestreckt. Stellen Sie sich während des Abrollens vor, sie würden sich mit jeder Hand an einer Leine festhalten und langsam abseilen. Wenn Sie sich in der Rückenlage befinden, zeigen beide Arme zur Decke. Wiederholen Sie die Übung nun in umgekehrter Reihenfolge. Rollen Sie sich also mit nach vorn gestreckten Armen wieder langsam auf.

Flügelarme: Die Übung wird noch anspruchsvoller, wenn Sie Ihren Kopf mit den Händen stützen. Legen Sie Ihre Fingerkuppen hinter den Ohren an, während die Ellenbogen nach rechts und links zur Seite zeigen.

Viererzug

Übungsablauf

- Gehen Sie in den Vierfüßlerstand. Setzen Sie die Hände etwas vor den Schultern und die Knie etwas hinter den Hüftknochen auf.
- Aktivieren Sie nun Ihre Bauchmuskulatur, und drücken Sie Hände und Knie fest in den Boden.
- Ziehen Sie gleichzeitig ohne sichtbare Bewegung Hände und Knie zueinander.

- Der Blick geht in Richtung Boden, halten Sie den Nacken lang und den Rücken gerade.
- Halten Sie die Spannung 10 Sekunden lang.
- Erholen Sie sich kurz, indem Sie Ihren Po nach hinten auf die Fersen absetzen. Legen Sie Ihre Stirn zwischen den Armen auf dem Boden ab. Lassen Sie die Arme lang ausgestreckt, und atmen Sie tief in Ihre Flanken ein.
- Nach einer kurzen Pause wiederholen Sie die Übung 2-mal.

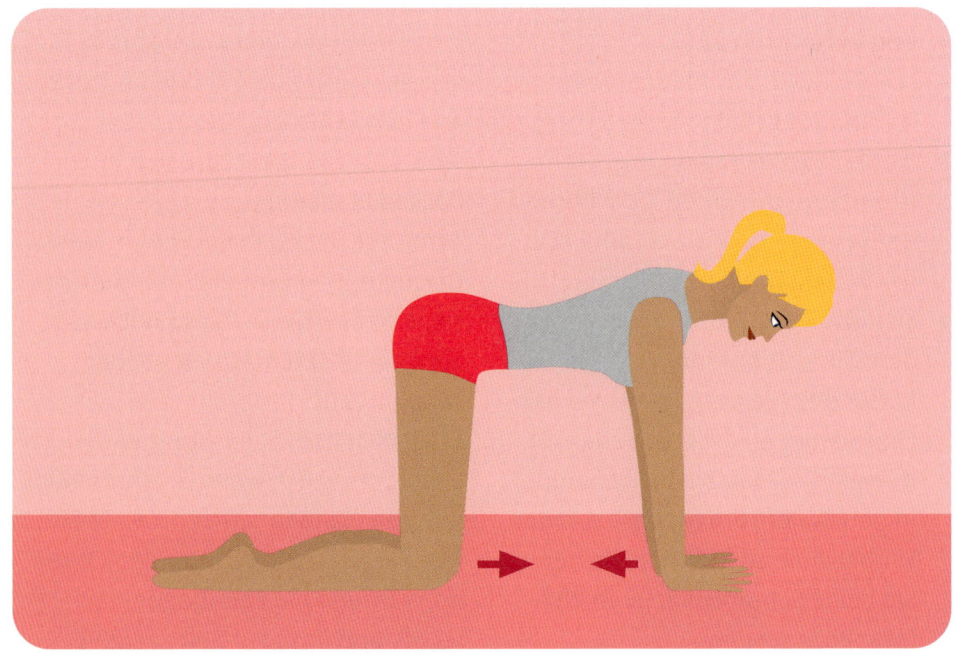

Variation

Variieren Sie die Übung, indem Sie zuerst nur die rechte Hand und das linke Knie ohne sichtbare Bewegung diagonal zueinander ziehen. Halten Sie diese Spannung 10 Sekunden, und wechseln Sie dann die Seiten.

Hilfsmittel

Falls Sie die Möglichkeit haben, auf einem glatten Untergrund zu trainieren (z. B. auf Laminat- oder Fliesenboden), können Sie die Übung „Viererzug" auch etwas dynamischer ausführen. Legen Sie hierzu unter Ihre Hände und Knie jeweils ein Handtuch. Setzen Sie, wie oben beschrieben, beide Hände vor den Schultern und die Knie weit hinter den Hüftknochen auf. Der Winkel zwischen Oberkörper und Armen bzw. Beinen beträgt etwas mehr als 90 Grad. Halten Sie in dieser Position den Rücken ganz gerade, und ziehen Sie Ihre Schulterblätter in Richtung Po. Spannen Sie nun Ihre Bauchmuskulatur kräftig an, und drücken Sie Hände und Knie mit ganzer Kraft auf die Unterlage.

Große Wirkung

Die Anspannung der Bauchmuskulatur entsteht bei dieser Übung durch Zug- und Gegenzug, den die Hände und Beine erzeugen.

Der Kraftaufwand Ihrer Bauchmuskulatur erfolgt statisch und scheint auf den ersten Blick nur gering zu sein. Doch die Kraftsteigerung für Ihre Bauchmuskeln ist nicht zu unterschätzen.

Versuchen Sie, Hände und Knie mit der Kraft Ihrer Bauchmuskulatur zueinander zu bewegen. Am Ende der Bewegung sollten die Hände unter den Schultern und die Knie unter den Hüftgelenken sein. Bringen Sie anschließend Hände und Knie wieder in die Ausgangsposition zurück. Wiederholen Sie die Übung 10-mal. Der Blick geht die ganze Zeit über in Richtung Boden. Halten Sie den Nacken lang. Nach einer kurzen Verschnaufpause führen Sie 2 weitere Sätze durch.

Bauchfit

B eide Übungen sind koordinativ fordernd. Die Übung „Lokomotive" trainiert hauptsächlich Ihre gerade Bauchmuskulatur, während die Übung „Taillen-Lift" – wie der Name schon verrät – verstärkt Ihre seitliche Linie strafft.

Lokomotive

Übungsablauf

- Legen Sie sich auf den Rücken, und ziehen Sie Ihre Knie so weit heran, bis Sie ohne Probleme mit neutra-

ler Lendenwirbelsäule auf dem Boden liegen.
- Heben Sie beide Arme schulterbreit nach oben zur Decke und Kopf und Schultern vom Boden ab.
- Schieben Sie nun langsam das rechte Bein diagonal nach vorn. Folgen Sie dieser Bewegung mit dem rechten Arm aus dem Schultergelenk heraus. Lassen Sie den Arm dabei gestreckt. Er zeigt nun diagonal nach vorn zur Decke. Der Winkel zwischen Oberarm und Oberkörper hat sich verkleinert, während sich der Winkel zwischen rechtem Oberschenkel und Oberkörper vergrößert hat.

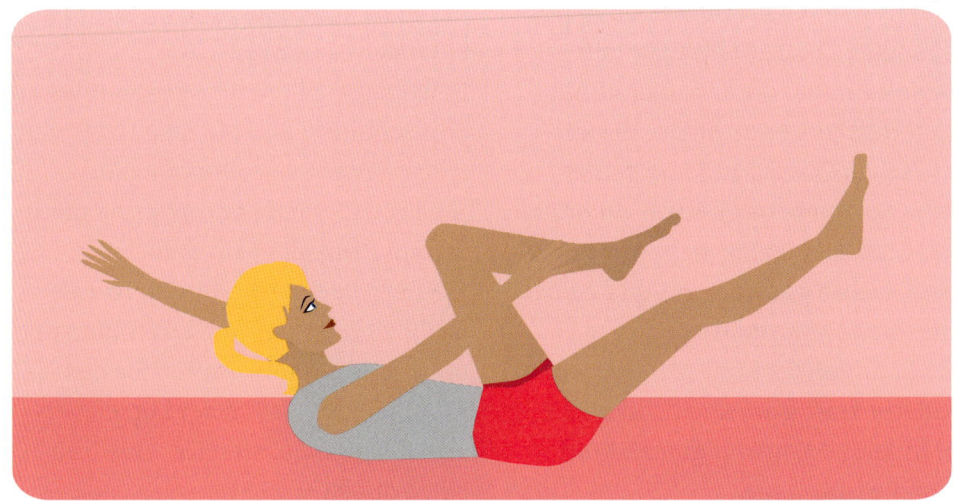

- Gleichzeitig ziehen Sie das linke Knie zum Oberkörper und den linken Arm nach hinten. Der Oberarm sollte bis neben das linke Ohr gezogen werden. Er zeigt nun diagonal nach hinten zur Decke. Der Winkel zwischen Oberarm und Oberkörper hat sich vergrößert, während sich der Winkel zwischen linkem Oberschenkel und Oberkörper verkleinert hat.
- Wechseln Sie nun fließend die Seiten. Die Bewegung, die dadurch entsteht, erinnert an die einer Lokomotive.
- Wiederholen Sie diese Übung pro Bein 5- bis 10-mal.
- Erholen Sie sich kurz, indem Sie beide Beine zum Oberkörper heranziehen und Ihre Unterschenkel mit den Armen umklammern. Schaukeln Sie leicht nach rechts und links oder auch nach vorn und hinten, und genießen Sie die leichte Rückenmassage.
- Führen Sie 2 weitere Sätze aus.

Variation

Einfacher wird die Übung, wenn Sie Kopf und Schultern entspannt auf

Balancetest

Legen Sie einen kleinen Ball, ein Stofftier oder einen anderen unzerbrechlichen Gegenstand auf Ihren Bauch, und versuchen Sie, diesen während der Übungsausführung nicht herunterfallen zu lassen. Dadurch können Sie die Stabilität Ihrer Körpermitte wirksam kontrollieren.

dem Boden liegen lassen. Machen Sie den Nacken lang, und ziehen Sie beide Schulterblätter in Richtung Po. Führen Sie nun die gleiche Bein- und Armbewegung, wie oben beschrieben, aus.

Aufgepasst

Senken Sie Ihre Beine nur so weit ab, dass die Wirbelsäule ihre natürliche Doppel-S-Form beibehält. Sobald Sie ins Hohlkreuz gezogen werden, sollten Sie den Bewegungsradius verkleinern. Verbinden Sie die Atmung mit der Bewegung, um die Übung harmonisch und gleichmäßig fließen zu lassen.

Taillen-Lift

Übungsablauf

- Gehen Sie in die Seitlage, und legen Sie beide Beine sowie Ihre Füße in einer Linie mit dem Oberkörper ab.
- Strecken Sie den unteren Arm in Schulterhöhe nach vorn aus, und legen Sie den Kopf auf dem Boden ab. Verwenden Sie ein zusammengefaltetes Handtuch oder ein kleines Kissen als Unterlage für Ihren Kopf, um eine Überstreckung der seitlichen Hals- und Nackenmuskulatur zu vermeiden.

- Legen Sie die Hand des oberen Arms an den Hinterkopf. Der Ellenbogen zeigt zur Decke.
- Heben Sie nun mit dem Ausatmen den Oberkörper etwas an. Hierbei entfernt sich Ihre untere Schulter wenige Zentimeter vom Boden.
- Senken Sie mit dem Einatmen Ihren Oberkörper langsam wieder ab, behalten Sie aber die Anspannung Ihrer Bauchmuskulatur bei.
- Arbeiten Sie nicht mit Schwung, sondern mit der Kraft Ihrer seitlichen Bauchmuskulatur. Vermeiden Sie es, den Oberkörper mit Schwung nach oben zu ziehen.

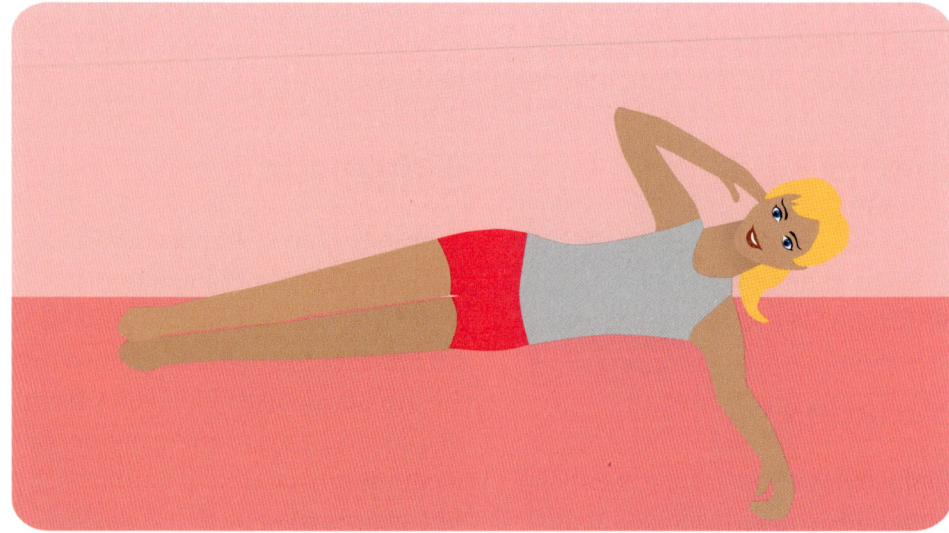

- Führen Sie insgesamt 3 Sätze mit jeweils 10 Wiederholungen pro Seite aus. Gönnen Sie sich zwischen den Sätzen eine kleine Verschnaufpause von 10 bis 20 Sekunden. Am besten erholen Sie sich in der Rückenlage.

Variation

Sie können die Übung anspruchsvoller gestalten, indem Sie das obere Knie im 90-Grad-Winkel zum Oberkörper heranziehen. Das untere Bein bleibt gestreckt. Drücken Sie nun mit der Hand des unteren Arms gegen den Oberschenkel des oberen Beins, und heben Sie Ihren Oberkörper mit Kraft an. Nach 10 Wiederholungen wechseln Sie die Seite. Legen Sie den Oberkörper innerhalb eines Satzes nie ganz ab.

Aufgepasst

Atmen Sie mit dem Anheben aus und mit dem Absenken ein. Passen Sie die Bewegung Ihrem Atemfluss an. Kippen Sie in der Seitlage nicht nach hinten oder vorn, und lassen Sie den Bauchnabel eingezogen.

Bewegungsradius

Sie müssen keine großen Bewegungen ausführen, um die Übung richtig zu machen. Mit der Zeit werden Sie es aber ohnehin immer höher schaffen! Auch bei dieser Übung gilt: Führen sie die Bewegung möglichst präzise aus, und arbeiten Sie ohne Schwung. Ihre Bauchmuskeln und die Taille werden es Ihnen danken.

Trainingstipp

Falls Ihnen die Übung anfangs schwerfällt, können Sie sie etwas erleichtern, indem Sie Ihren oberen Arm auf der Taille ablegen. Falls Sie das Gefühl haben, Ihren Oberkörper kaum anheben zu können, üben Sie fleißig weiter. Dieser neue Bewegungsimpuls muss erst von der Muskulatur gespeichert werden. Aber diese lernt bei fleißigem Üben schnell, und Sie dürfen sich schon bald über große Fortschritte freuen.

All in One

„All in One" vereint die Kräftigung der geraden, queren und schrägen Bauchmuskulatur. Beide Übungen ähneln sich und sind daher leicht zu erlernen und schnell zu merken.

Straight Twist

Übungsablauf

- Legen Sie sich auf den Rücken, die Füße sind aufgestellt.
- Falten Sie Ihre Hände in Brusthöhe parallel zu Ihrem Kinn. Die Fingerknöchel zeigen in Richtung Kopf, die Ellenbogen jeweils rechts und links nach außen.
- Drücken Sie Ihre Fersen fest in den Boden.
- Heben Sie beim Ausatmen Kopf und Schultern, indem Sie Ihren Oberkörper gerade nach vorn oben rollen. Pressen Sie gleichzeitig beide Hände zusammen.
- Senken Sie beim Einatmen den Oberkörper wieder, ohne die Schultern ganz abzulegen, und lösen Sie kurz den Druck Ihrer Hände.
- Führen Sie diese Übung in 2 bis 3 Sätzen mit jeweils 10 Wiederho-

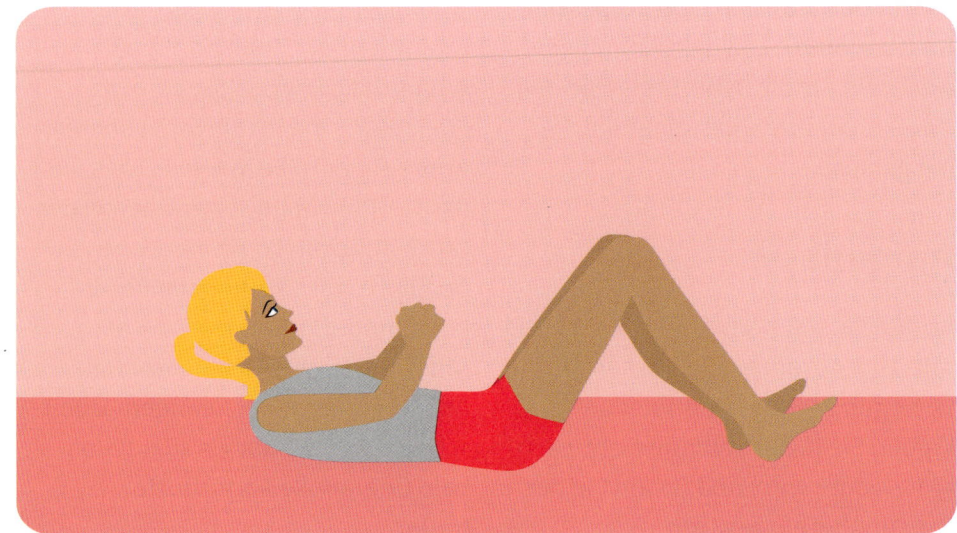

lungen aus. Zwischen den Sätzen können Sie jeweils eine kurze Verschnaufpause von 10 bis 20 Sekunden einlegen.

Variation

Rollen Sie beim Ausatmen Ihren Oberkörper auf, und pressen Sie gleichzeitig beide Hände zusammen. Halten Sie Ihren Oberkörper oben, und ziehen Sie beim Einatmen die Arme in entgegengesetzte Richtung zum Widerstand Ihrer gefalteten Hände. Pressen Sie beim Ausatmen die Hände wieder zusammen, und senken Sie den Oberkörper beim Einatmen möglichst langsam ab, ohne die Schultern ganz abzulegen. Lösen Sie kurz den Druck Ihrer Hände. Führen Sie 2 bis 4 Sätze mit jeweils 5 bis 10 Wiederholungen aus.

Hilfsmittel

Sie können zusätzlich ein zusammengelegtes Handtuch oder einen Tennisball zwischen Ihre Handflächen legen, um darauf Druck auszuüben. Sie werden merken, dass Sie automatisch fester drücken.

Händedruck

Durch den Druck der Hände gegeneinander entlasten Sie bei angehobenem Kopf die Hals- und Nackenmuskulatur.

Aufgepasst

Halten Sie nicht die Luft an, während Sie die Hände gegeneinanderpressen. Zwischen Kinn und Brustbein sollte immer ein faustgroßer Abstand bestehen bleiben!

Trainingstipp

Falls Sie einen Igel- bzw. Massageball zu Hause haben, können Sie diesen zwischen Ihre Handflächen legen und auf diese Weise gleichzeitig die Reflexzonen der Handflächen angenehm massieren.
Nach dem Training können Sie ihn dafür nutzen, Ihren Bauch sanft zu massieren. Legen Sie sich dafür auf den Rücken, und führen Sie den Ball in kreisenden Bewegungen über Ihren Bauch. Massieren Sie dabei immer im Uhrzeigersinn.

Diagonal-Twist

Übungsablauf

- Legen Sie sich auf den Rücken, die Füße sind aufgestellt.
- Falten Sie Ihre Hände in Brusthöhe parallel zu Ihrem Kinn. Die Fingerknöchel zeigen in Richtung Kopf, die Ellenbogen jeweils rechts und links nach außen.
- Drücken Sie Ihre Fersen fest in den Boden.
- Heben Sie mit dem Ausatmen die Schultern leicht vom Boden ab, und führen Sie gleichzeitig den linken Ellenbogen in Richtung rechtes Knie, indem Sie Ihren Oberkörper schräg nach vorn und oben rollen. Der rechte Ellenbogen zeigt diagonal zum Boden.
- Pressen Sie währenddessen beide Hände zusammen.
- Senken Sie den Oberkörper mit dem Einatmen langsam ab, ohne die Schultern ganz abzulegen, und lösen Sie kurz den Druck Ihrer Hände.
- Üben Sie danach mit der anderen Seite.
- Führen Sie diese Übung in 2 bis 3 Sätzen mit jeweils 5 bis 10 Wiederholungen pro Seite aus. Zwischen den Sätzen können Sie eine kurze

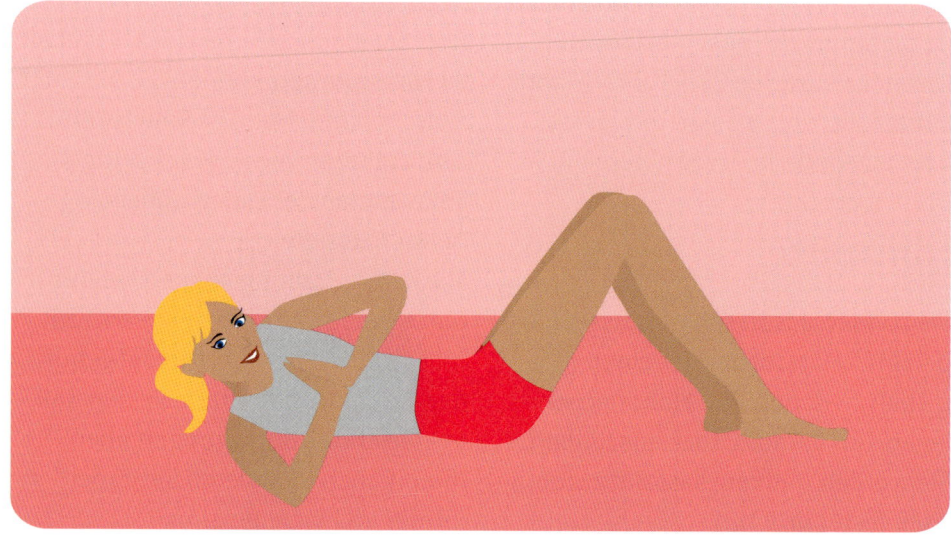

Verschnaufpause von 10 bis 20 Sekunden einlegen.

Variation

Rollen Sie beim Ausatmen Ihren Oberkörper schräg nach vorn oben auf, und pressen Sie gleichzeitig beide Hände zusammen. Halten Sie Ihren Oberkörper in dieser Position, und ziehen Sie beim Einatmen die Arme in entgegengesetzte Richtung zum Widerstand Ihrer gefalteten Hände. Dabei zieht ein Ellenbogen diagonal zum Boden und der andere diagonal zur Decke. Pressen Sie beim Ausatmen die Hände wieder zusammen, und senken Sie schließlich beim Einatmen den Oberkörper wieder langsam ab, ohne die Schultern ganz abzulegen. Lösen Sie kurz den Druck Ihrer Hände, um sogleich zur anderen Seite hochzurollen.

Hilfsmittel

Sie können zusätzlich ein zusammengelegtes Handtuch oder auch einen Tennisball zwischen Ihre Handflächen legen, um darauf Druck auszuüben.

Kombination

Sie können auch beide Übungen der Einheit kombinieren. Führen Sie eine Wiederholung „Straight Twist" aus, anschließend eine Wiederholung „Diagonal-Twist" zur rechten Seite, danach wieder eine Wiederholung „Straight Twist" und eine Wiederholung „Diagonal-Twist" zur linken Seite. So kommt keine Langeweile auf, und das Training wird intensiver.

Aufgepasst

Ein Schulterblatt bleibt immer auf dem Boden liegen. Der Bauchnabel wird während der Übung eingezogen. Der Blick geht diagonal zur Decke. Die Füße stehen fest auf dem Boden. Der Druck beider Fersen sollte gleich sein. Halten Sie nicht die Luft an, während Sie die Hände gegeneinander pressen, sondern achten Sie auf einen gleichmäßigen Atemrhythmus. Ihr Kopf sollte sich nicht rot verfärben.

Bauch-K. o.

Der „Dynamische Seitstütz" trainiert hauptsächlich Ihre seitliche Bauchmuskulatur, während „Zick-Zack" Unter- und Oberbauch kräftigt.

Dynamischer Seitstütz

Übungsablauf

- Gehen Sie in den Seitstütz, die Beine sind angewinkelt.

- Der obere Arm ruht auf der Körperseite. Aktivieren Sie Ihre Bauchmuskulatur, ziehen Sie den Bauchnabel zur Wirbelsäule, und heben Sie mit dem Ausatmen Po und Oberkörper vom Boden ab.

- Senken Sie mit dem Einatmen den Po langsam wieder ab, ohne ihn ganz abzusetzen.

- Wiederholen Sie dieses Heben und Senken 10-mal. Anschließend wechseln Sie die Seite, und machen auch hier 10 Wiederholungen.

- Führen Sie insgesamt 3 Sätze aus. Gönnen Sie sich zwischen den Sätzen kleine Pausen.

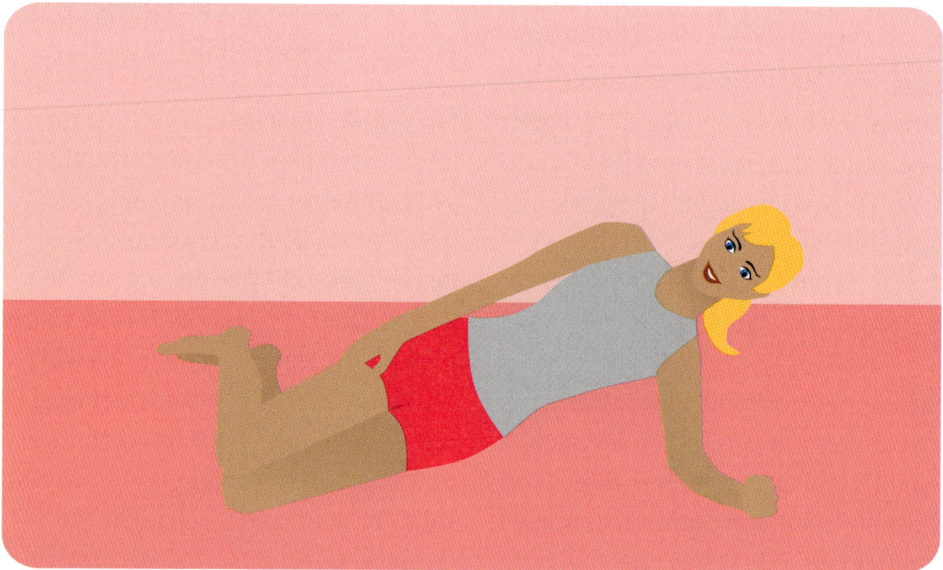

Variation

Dynamisches Schweben: Intensivieren Sie die Übung, indem Sie bei angehobenem Po auch das obere Bein anheben. Strecken Sie hierzu das obere Bein in Verlängerung zum Oberkörper aus. Gleichzeitig können Sie auch den oberen Arm in Richtung Decke ausstrecken. Heben und senken Sie den Po insgesamt 10-mal mit ausgestrecktem Bein und, falls möglich, mit ausgestrecktem Arm.

Dynamische Bewegung: Steigern Sie die Intensität der Übung, indem Sie noch mehr Bewegung hineinbringen. Ziehen Sie beim Absenken das Knie des oberen Beins in Richtung Oberkörper, und strecken Sie das Bein mit dem Heben wieder lang aus. Wenn Sie mit dieser Variante nur weniger Wiederholungen schaffen, ist das okay. Diese Übung ist wirklich sehr schwierig. Kehren Sie anschließend wieder in den Seitstütz zurück, und wechseln Sie die Seite.

Hilfsmittel

Die Übung wird raffinierter und zugleich anspruchsvoller, wenn Sie sich

Schmerzen im Arm?

Schmerzt der Arm oder die Schulter während der Übung? Dann organisieren Sie sich in der Stützposition erst einmal neu: Heben Sie den Rumpf an, und kontrollieren Sie Ihre Körperhaltung. Weichen Sie mit Ihrem Oberkörper weder nach vorn noch nach hinten aus. Achten Sie außerdem auf Ihre Bauchspannung. Denn in erster Linie ist es Ihre Bauchmuskulatur, die Ihren Körper optimal stabilisieren soll.

mit Ihrem Unterarm auf einer zusammengerollten Decke oder einer Nackenrolle abstützen. Durch die Instabilität wird Ihre Tiefenmuskulatur noch mehr gefordert, und Sie trainieren gleichzeitig Ihre Koordination und Gleichgewichtsfähigkeit. Je schwieriger Sie Ihre Trainingsvariante gestalten, desto anspruchsvoller wird natürlich auch das Halten auf der instabilen Unterlage.

Zick-Zack

Übungsablauf

- Legen Sie sich auf den Rücken, die Beine sind angehoben, die Knie leicht gebeugt.
- Ihre Arme liegen rechts und links neben dem Oberkörper, die Hand-flächen zeigen nach unten.
- Heben Sie das Becken in einer rollenden Bewegung einige Zen-timeter nach oben und zum Bauch hin.

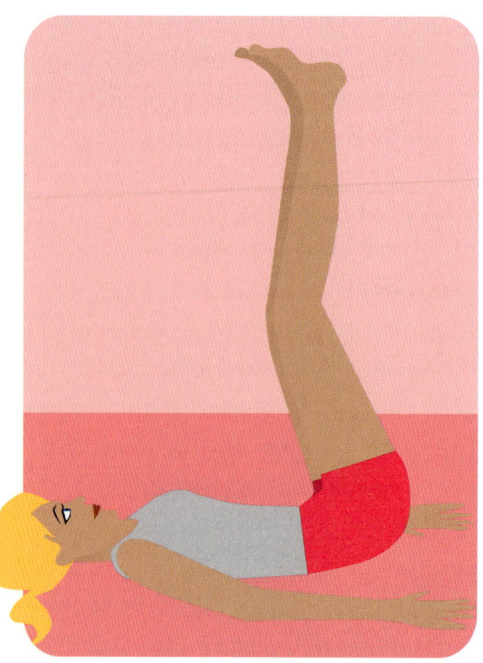

- Senken Sie es langsam wieder ab, setzen Sie den Po allerdings rechts neben der ursprünglichen Auf-lagefläche ab.
- Heben Sie das Becken dann wieder an, und setzen Sie es zurück zur Mitte ab.
- Nach dem nächsten Anheben des Beckens setzen Sie es links neben der ursprünglichen Auflagefläche ab usw.
- Ein Satz dieser Übung bedeutet also, dass Sie Ihren Po 4-mal anhe-ben und in verschiedenen Positi-onen absetzen (rechts, mittig, links, mittig).
- Führen Sie insgesamt 3 Sätze aus. Zwischen den Sätzen können Sie eine kurze Verschnaufpause von 10 bis 20 Sekunden einlegen.

Variation

Stützen Sie Ihren Kopf, indem sie die Fingerkuppen hinter den Ohren anle-gen, während die Ellenbogen nach rechts und links zur Seite zeigen. Heben Sie den Po, wie beschrieben, an, und setzen Sie ihn zur rechten Seite ab. Heben Sie dann den Ober-körper an, und setzen Sie diesen ebenfalls zur rechten Seite ab. Wiederholen Sie die Übung, bis Sie sich einmal im Kreis gedreht haben. Ihr Rücken bildet dabei den Mittelpunkt des Kreises. Erholen Sie sich kurz, und führen Sie die Übung anschließend zur linken Seite aus. „Drehen" Sie sich je Seite 2- bis 3-mal im Kreis.

Aufgepasst

Schieben Sie während der Übungsausführung nicht das Kinn nach vorn, sondern ziehen Sie es nach hinten in Richtung Halswirbelsäule und den Hinterkopf gleichzeitig nach oben. Führen Sie die Schulterblätter in Richtung Po.

Trainingstipp

Steigern Sie die Intensität der Übung, indem Sie Ihre Beine lang nach oben ausstrecken. Die Fußsohlen zeigen parallel zur Decke. Stellen Sie sich vor, auf Ihren Füßen ein Tablett mit einer randvollen Tasse Kaffee zu balancieren. Heben Sie nun langsam das Becken an, ohne das imaginäre Tablett von den Füßen rutschen zu lassen.

Wichtig: Passen Sie die Bewegung Ihrem Atemfluss an. Atmen Sie bei Anspannung aus und bei Entspannung wieder ein.
Achten Sie außerdem auf eine präzise Ausführung der Bewegung. Arbeiten Sie nicht mit Schwung, sondern allein mit der Kraft Ihrer Bauchmuskulatur. Wenn Sie merken, dass Ihnen das Üben zunehmend schwerer fällt, können Sie ruhig eine kurze Pause einlegen.

Belohnung

Gönnen Sie sich nach dem Training eine Erholungsphase. Bleiben Sie dafür auf dem Rücken liegen, und legen Sie Ihre Arme locker hinter dem Kopf auf dem Boden ab. Konzentrieren Sie sich auf Ihre Bauchmuskulatur. Atmen Sie tief ein. Ihr Bauch wölbt sich dabei deutlich nach oben. Atmen Sie dann wieder mit einem lauten „fff" durch den Mund aus. Spüren Sie, wie sich die Spannung in Ihrer Bauchmuskulatur langsam löst.

Gezielt trainieren